我是一名基层医生

朱　勇　编著

全国百佳图书出版单位
中国中医药出版社
·北京·

图书在版编目（CIP）数据

我是一名基层医生 / 朱勇编著 . —北京：
中国中医药出版社，2022.12 (2024.9重印)
ISBN 978-7-5132-7864-5

Ⅰ . ①我… Ⅱ . ①朱… Ⅲ . ①临床医学—普及读物
Ⅳ . ① R4-49

中国版本图书馆 CIP 数据核字（2022）第 200804 号

中国中医药出版社出版

北京经济技术开发区科创十三街 31 号院二区 8 号楼
邮政编码　100176
传真　010-64405721
河北盛世彩捷印刷有限公司印刷
各地新华书店经销

开本 880×1230　1/32　印张 5　字数 79 千字
2022 年 12 月第 1 版　2024 年 9 月第 2 次印刷
书号　ISBN 978 – 7 – 5132 – 7864 – 5

定价　52.00 元
网址　www.cptcm.com

服 务 热 线　010-64405510
购 书 热 线　010-89535836
维 权 打 假　010-64405753

微信服务号　**zgzyycbs**
微商城网址　**https://kdt.im/LIdUGr**
官 方 微 博　**http://e.weibo.com/cptcm**
天猫旗舰店网址　**https://zgzyycbs.tmall.com**

如有印装质量问题请与本社出版部联系（010-64405510）
版权专有　侵权必究

序

　　2015年中国中药协会中医药适宜技术专业委员会正式成立，其宗旨主要是为基层中医药事业的发展做点实事，为提高基层医生的中医药服务能力贡献微薄之力。

　　近些年，随着国家对基层医疗的高度关注，健康中国成为国家战略目标。要实现这个目标，必须加强基层医疗服务水平建设。所以，我们以中医药适宜技术为抓手，利用高校的师资力量和办学条件，与各省市高校合作，建立适宜技术培训基地，通过短期培训，推广中医药适宜技术。经过几年的努力，我们可以自豪地讲，确实取得了一些成绩，并受到协会的表彰。

　　这个过程中，朱勇作为专委会"办公室主任"，一直做着一些具体的事情，从中国中医科学院常规性培训班到各省市中医药大学的高级班，从博鳌高峰论坛到地区级别的初级学习班，从英国牛津大学到各省市乡镇，从给管理部门汇报工作到跟基层医生促膝交谈，倾听他们的需求，了解他们的困难。

几年前，朱勇给我讲，他想写一些基层医生的故事，一方面是让外界更加深入了解基层医生的生活，另一方面也是促进他对自己从事的工作和行业的思考。我当时跟他进行了比较细致的沟通，并建议他要考虑好此书的目标和想解决的问题。后来我很少听他再提及此事，以为他可能放弃了。出乎我意料的是他竟然在默默地收集材料，笔耕不辍，这着实让我心里有几分感动。

本书在内容方面，较我们之前的沟通还增加了如何做一名较为优秀的基层医生的内容，这有利于基层医生了解国家政策、行业机遇和个人发展。另外，他自己也总结了很多工作的经验和思考，这点比较难得。他的思考不一定成熟和完善，不过，我觉得他能在工作之余，积极地去做一些思考和总结，是值得鼓励的。年轻人就是需要多关注，多思考，多总结，这样才可以用心地融入自己的行业，更好地实现自己的职业成长和人生成熟的双重目标。

目前，他已经在基层积累了很多故事，内容真实，且有一定的可读性。我也真心希望更多的人可以通过他的文字，了解基层医生的故事，了解他们的生活状态和职业现状，了解他们目前的工作环境和精神面貌。

要实现健康中国的大目标，我们必须要守好中医药的根。这个根，就在基层。所以，我们要继续在基层做好工作，争取为更多的基层医生服务。

祝贺本书正式出版发行，特为之序。

全国名中医、首都国医名师

2022 年 4 月于北京

前言

一天，我乘坐地铁五号线，正读着美国作家彼得·海斯勒的《寻路中国》。那段时间，我也如作者一样，在思考我们国家基层医生这个群体的"路"。

基层医生来自我们生活中常见的朴素的老百姓，不一样的是，他们天天都在帮助人。他们来自群众，又服务着群众。

2015年，我已经从北京中医药大学毕业三年。那时的我，逐渐褪去了年少时的轻狂高调，没有了刚刚走出校园的稚嫩懵懂。我同龄的一些同学、朋友已经规划好了往后的前途和未来职业发展的方向，或换工作，或换行业，或重新回到校园深造。而身在北京漂泊的我，还在考虑：我的工作有什么意义？要不要离开北京？要不要直接回老家？

这些内心的疑惑与迷惘，在我开始做基层医生这份工作后，逐步被缓解、回答。答案不是来自我，而是来自我与基层医生打交道的这段经历。2015年后，我在密集筹办会议、讲课、梳理资料的节奏里，不知不觉地开始感觉到踏实、稳定。那一年，我慢慢接受了自己的工作方向和工作群体。差不多也就在那个年底，我几乎淡忘掉之前内心的疑惑。

接下来，我想给你说很多人的故事，他们可能没有那么特别、那么起眼，但是，我还是想静静地给你说说他们的事情。希望这些文字，可以穿越时间的雾霭和空间的隔阂，让更多的人知道基层医生这个群体，了解他们当下的所思所想，了解他们明天的何去何从。而我，就兀自云卷云舒、时近时远，当一个静静的"旁观者"和记录者就好。

2017夏于北京中医药大学

西校区大白楼6教室

目录

下篇　如何成为一名优秀的基层医生

漂泊的白大褂

这一篇，我写了形形色色的人。

他们有的一直就是基层医生，从学医到工作；有的是从基层医生转行做销售，为基层医生服务；有的以前并不学医，后来通过考试成为一名基层医生；有的之前在大医院工作，然后自己开诊所变成了基层医生；有的从基层医生变成了基层医生的讲师；还有的，是通过西学中变成了中医铁粉的基层医生……

其实，我没有刻意按什么顺序讲他们的故事。如果真的要说个道道，那就是我动笔的先后顺序，排名不分先后。在我心里，他们都是响当当的、有头有脸的"人物"哩！

这里的每一个人物，都像是一本书。每一本书，都有读不尽的辛酸苦辣的故事。每一个故事，都如深巷子里藏着的老酒，愈久弥香。

闻着开坛的老酒，你可能要问：下酒菜呢？

那下酒的菜，就是这些散落在乡村、镇子间的关于白大褂的故事。

一门两乡医

　　重庆这座城，被称为"雾都"一点儿都不为过。好些年，一年中有雾的天数，据说比英国的伦敦还多，不知道是否是真的。

　　这几年，重庆被外界大范围知晓，已成为名副其实的"网红"城市，穿楼的轻轨、麻辣的火锅、"淘气"的地图、璀璨的夜景、漂亮的女孩等，都是这个城市被赋予的一些新潮标签。然而，这个城市底层架构的"风格"，可能并不单单体现在这些标签上。作为一个在重庆长大的人，我经常对外讲述的故事，是关于这个城市的细节，譬如"棒棒军"、村医、农民工等。

　　虽然已经在北京"混迹"十多年，我却经常在很多时候不由自主地想起故乡的山城。那朦朦胧胧的细雨，那此起彼伏的丘陵，那崎岖泥泞的小路，以及穿着解放鞋或塑料凉鞋去给人看病的村医……

二哥和表叔，就是我经常想起的老家的一个重要记忆。

一个赤脚，一个乡村

二哥和表叔，本名我至今不知。

因为跟我有亲戚关系，所以在老家的这些年，我一直都是这么称呼他们。二哥四十来岁，有一个儿子；表叔六十多岁，有四个儿子，其中一个就是我要讲述的故事里的二哥。他们除了是父子关系，还是同行——都是基层医生。

表叔是一个地道的"赤脚医生"。我对表叔最深刻的印象，是他左手挎着一个药箱，右手拄着一根竹竿做的拐杖，不管哪里有患者，他都是靠双脚走着去给人治病。

二哥子承父业，从卫校毕业后，回到老家行医。与表叔不同的是，二哥那会儿已经不被称为"赤脚医生"，取而代之的称谓是"乡村医生"。刚开始，找二哥看病的人比较少，二哥有空就跟着表叔学。但不知道过了多久，也不知道什么原因，大家好像更喜欢找二哥看病了。

凭着幼时的感觉，二哥的患者量之所以能超过表叔，可能是因为二哥比表叔话多，还常常笑。后来，人们也慢慢发现另一个原因：表叔当年还在用那种重复利用的玻璃注射器的时候，二哥早已经开始用一次性的塑料注射器了。虽然过了一段时间后表叔也开始用一次性注射器，但打针还是挺疼的。

渐渐的，二哥变得很忙，找表叔这个老"赤脚医生"看病的人越来越少了。

二哥在乡镇开诊所

我考上大学以后，对二哥和表叔的信息知晓得越来越少。某年回家，听爷爷说二哥去了镇上开诊所，一天到晚都很忙，找他看病的人很多。而表叔呢，依然挂着竹竿拐杖给村里人看病。只是村子里的人越来越少，要么是老人，要么是小孩，一天可能就个把人吧。

2018 年，过节回家，我特意去二哥的诊所看了一下。南方的乡镇，冬天没有暖气，很多患者就在诊所里盖着个小被子输液，年纪估摸着从 5 岁到 70 岁左右，在诊所墙壁一侧的木沙发排成一排。

二哥忙着给人配药，我就跟二嫂打了招呼。我朝玻璃柜的方向望去竟感觉很是惊喜。在诊所最里面靠墙的一侧有一个高柜子，上面标满了中药饮片的名字。二哥说，这是政府推进的一个促进中医药发展的项目。中医药在基层诊所出现，算一个不错的现象。

听二嫂说，他们家的孩子目前在广东学习互联网技术。像一些医生家庭一样，子女会继承父母行业的越来越少。二嫂很忙，给患者扎完针，又去收拾吊瓶，还按着二哥的处方单配药等。这个场景，跟我这几年在外地见的基层诊所一样，按照我们的行话，这样的诊所叫"夫妻诊所"，一人看病，另一半当助手或者护士。

他们依然忙着，我打了个招呼就离开了。

老家偶遇表叔

腊月二十八，我跟我爸回老屋搬了一些旧东西去新家。

那会儿，村里父老乡亲们都在忙着准备年饭，清脆的鞭炮声不时地传来。过年团聚的气氛早已弥漫在村子的每个角落，许久未见的祥和热闹飘荡在各家的房前屋后。

我跟我爸收拾了一下家具，推开门，端着一盆水准备往外倒。当我走到屋檐下的时候，突然看到表叔走在路上。

我兴奋地叫了一声："表叔！"

表叔也很高兴地回了我："哟，回来啦？"

我："是啊！昨天到的。表叔去干啥？"

"河口角那边有人要打个针，我去一下。你忙着哈。"表叔笑眯眯地回答。

我这样一年回来一两次的人，跟乡亲们见面太少，所以每次见到大家，或者大家见到我，都感觉很亲切。

简单互祝新年快乐后，表叔沿着水泥路走远了。

这条水泥路是去年村里集资修的。老家的气候，多雨多雾。以往大家走路经常滑倒，鞋子经常被泥淹没。现在，这条公路至少让表叔外出看病的时间省了一些。

我望着表叔渐渐远去的背影，感觉依然那么熟悉，一人、一药箱、一竹竿，构成了我对表叔十多年不变的印象。唯一不同的是，表叔走路的时候好像有点一瘸一拐了。

无论是源于何种目的，抑或生存，抑或坚守，表叔一直在乡间穿梭，表叔能走的时候，都没有放下老药箱。

而二哥也一直在忙着，从我几岁的时候在忙，到我30多岁依然在忙——早晚在忙，周末在忙，过年过节也在忙。

这就是我老家的基层医生。在我们的镇里，在全国的镇里，还有很多这样的乡村，还有很多像二哥、表叔这样的医生。他们如村里的"老水牛"一样不停地奔走着、忙碌着。

等我爸收拾好东西，我便坐在他的小三轮"副驾"上。村里的柚子树一棵一棵飞出我的视线，田里的稻苗一排一排向后倒去，路上能遇到的人越来越少……我努力用眼睛去储存这个曾经生我养我的村子的模样，却终不敌三轮车飞驰的速度。在出河口角的地方，我脑子突然又想起表叔的模样：一人、一药箱、一竹竿……

2021 年，表叔小腿的肉开始溃烂，去县里医院检查，说是糖尿病足，治疗后疗效不明显，表叔心疼医药费，坚持要回家。儿孙们觉得这样烂下去不行，所以托我打听市区的医院。后来表叔被接到西南医院，经过治疗，病情也很快就有了改善，表叔也有了信心。1 个月后，表叔出院回家了。当时正值冬季，孩子们按照医生的建议在老屋安装了空调，说这样有利于新肉芽的生长。给人看了一辈子病，表叔终于让别人治了一回。

我讲的如表叔、二哥这类基层医生，在全国，估计还有千千个、万万个。我希望表叔、二哥这些人、这些事，细水流长、源远流长、万古流长。

易利平，贵州人，中共党员，十分的正能量，是个把"治好患者"看得很重，喜欢锻炼和旅游的人。玩的时候，用力感受生活的乐趣；工作的时候，安静而耐心地面对患者。脱下白大褂，估计很少有人能知道，她是一位基层医生。

从易利平的身上，我得到一种特别深的感悟：面对复杂的人生，我们除了选择改变和放弃，还可以选择"顽固"地坚守并保持积极向上的态度。人生的意义，往往是自己创造出来的。

稀里糊涂学了医

易利平在高中的时候，学习成绩很好，大家都觉得考个本科肯定没有什么问题。这个"大家"，也包含易利平自己。

但是，就在高考前那几天，云贵高原变得多雨起来。连续的气温骤降，易利平患了感冒。高考时易利平拖着病恹恹的身体走进了考场。成绩出来后，自然不太理想。再后来，易利平被自己随意填写的贵州省黔南医专录取了。

开学初的一段时间里，易利平始终处于矛盾、纠结的状态。她想考一个更好的大学，所以冒出了想回去复读的想法。让她做出是走还是留的决定的是那学期的解剖考试，当时不在学习状态的易利平挂科了。根据学校规定，她有且仅有一次补考机会。

这让易利平突然紧张起来。以前成绩名列前茅，现在居然不及格了！

易利平一个人在校园里徘徊了很久，思想也斗争了很久。她暗下决心：去还是留？今天必须做个了断。

经过一番思想博弈，最终她选择留下来。不管未来如何，决定沿这条路走下去了！

生活中的很多事情，有时候真的是一念一转，不解而解。因为做出了抉择，易利平的心静了下来，通过勤奋学习，成绩也好了起来，从此易利平在大学的成绩一直名列前茅。

转瞬即逝，美好的大学生活结束了，走出校门的易利平，已经慢慢成熟起来，她不再抱怨命运不公。她要做的，就是把自己在最芬芳的年华里学到的东西"小试牛刀"，去报效社会，报效人民。

从儿科医生到计划生育工作人员

毕业后，易利平被分配到老家的一所乡镇医院工作，在此期间，她有机会到县人民医院进修儿科。几年后，因为工作突出，易利平被调到县城的一家医院工作。

因得到医院带教她的几个儿科老师手把手教学，她进步也很快。慢慢地，易利平对儿科的感情越来越深。

2005 年，因计生部门急需临床医生，每年都被评为优秀的易利平被选走了。

计生服务站的工作主要是提供计划生育服务。易利平发现自己所学的专业在这里根本用不上，妇科的相关知识懂得也不多。最不适应的是，离开了她热爱的专业和她的患者。经过激烈思想斗争，易利平终于做出了一个重大决定：辞职！

自主创业，接触中医

辞职这一举动，遭到了家人的强烈反对，易利平的父母、哥哥姐姐都表示很不理解。但是，她也是个"犟脾气"。即便家人不赞成，她也要坚持自己的选择，绝不回头。

不要"铁饭碗"后，易利平参与创建了一个基层卫生服务机构——瓮安县花竹社区卫生服务站。从此，她开启了自己富有意义的行医之路。

从前，易利平给患者治病，基本都是靠西医的输液、打针；单干后，她凭着自己的职业敏锐性，意识到政府、社会和小孩的父母正在逐渐形成排斥抗生素应用的观念。所以，易利平盘算着在自己的服务站把中西医结合起来。

在此之前的行医过程中，遇到刚出生的孩子，易利平不敢医治，因为太小了，怕出事。现在，她可以用中医外治的方法医治小孩，效果很好，又安全。开展了一段中医项目后，乡亲们一传十，十传百，当地的好多父母都来找易利平给自家孩子看病。孩子们听说不用打针，也愉快地接受。

说起中医治病的神奇，易利平经常讲到一个病例。一个女孩，23岁，每个月来月经时能痛到休克，甚至需要打120急救车送到医院去。县级医院、省级医院都看遍了，一直没能解决问题。

2017年的夏天，女孩的母亲听说易利平的中医技术好，就带着女孩来了。女孩告诉易利平，这些年只要在网上查到哪个医院能治这个病，不管在什么地方，她都去看，结果都没有治好。易利平耐心诊断后，让女孩月经前的七天来进行中医贴敷疗法治疗，她告诉女孩，贴敷的方子是她2016年在海南省博鳌镇学习时听北京的中日友好医院赵红教授讲授的治疗原发性痛经的经验方。

女孩如约来治，三个疗程后，女孩病情开始好转。易利平经常会收到女孩发来的短信：

"这两个月终于好点了，基本上没什么感觉。要是再像以前，我估计我肯定就要'挂'了。"

"易医生，太感谢你了，要不是你的医术和关心，我早就恼火了。以前痛得去医院，两三天腰都直不起，现在好多了。"

"我现在比原来轻松多了。以前是要送医院抢救的。"

"最近很好，一直没痛。"

……

后来，女孩的痛经好了。女孩的妈妈对易利平说："你是我们家的救命恩人。"

易利平平静地回复："这是我应该做的。她不痛了，我是真心替她高兴。"

易利平通过不断的学习，已经可以熟练地利用中医中药适宜技术治疗手足口病、疱疹、肺炎、扁桃体炎等疾病。很多患者口口相传，主动上门来找她诊治，这让她很有成就感。

践行初心使命　不忘党员本色

2020年春节前夕，易利平像往年一样，安排好服务站的春节假期，准备放假过年，但突如其来的新冠疫情使易利平意识到：这假不能放了！

她紧急召集全站同事，随时待命。疫情防控期间，易利平身先士卒，穿上密不透风的防护服，在冰天雪地里带领全站20多位同事进街道、下社区、走村入户积极开展工作，圆满完成上级交办的任务。

作为一名基层的共产党员，易利平一直践行着初心和使命，不忘党员的本色，她深知要实现中华民族的伟大复兴，做全民的健康卫士，需要的是实干。

社区卫生服务站的中心工作是承担起国家的公共卫生服务，涉及居民健康档案的建立和管理、预防保健、妇幼卫生、慢性病等十多项内容，是落实预防为主、全民健康的基本保障。易利平明确规定要优先保障公共卫生服务所需人、财、物，把公共卫生服务放在第一位。在她的带领下，花竹社区卫生服务站的公共卫生服务做得有声有色，把党和政府对人民群众身心健康的政策送进了千家万户，群众切身感受到党和政府的温暖，都说生活在今天的中国很幸福，党确实在为群众办实事、谋福利。

现在，易利平不再为当年的高考而惋惜，也不为当年放弃"铁饭碗"而后悔。她觉得能治病救人，给患者解除痛苦，就是她最开心的时刻。易利平用每天的辛勤劳动去实现健康中国的行动，那颗保持着党员本色和做一名医生的心还依然未变。用她自己的话说：这辈子能当医生，无怨无悔了。

她的远方

易利平喜欢运动，喜欢旅行。不穿白大褂的她，经常独自去追寻"诗和远方"。

有一次在英国牛津小镇，我突然遇到正在晨跑的她。那时，她穿着比较专业的运动服，满头大汗。打完招呼，她继续以矫捷的步伐向牛津大学的小径跑去。那时，易利平正在参加一个中英交流的学术活动，她作为国内基层医生代表到了英国。估计谁也没有想到，一位贵州县城的基层医生，脚步已经印在了牛津大学的土地上。

最近，易利平已经几次被问到一个问题："怎么还不退休？"

其实，易利平看上去特别年轻。据她自己说，这么问的人，没有别的意思，主要因为看的患者太多了，经常从一家的老人，看到老人的孩子，老人孩子的孩子，所以给人的感觉她已经是"历史悠久"的"老大夫"了。

一个人的职业，影响到别的家庭几辈人，这让易利平深刻体会到职业的初衷和自己的价值。

现在，易利平可以骄傲地告诉所有人：这就是她的职业，当一名好医生，为社会贡献自己。

蓝田玉的质地

代卫红，陕西蓝田人。蓝田，就是那个产玉的地方。

2016年三伏贴开始"流行"那会儿，来代卫红诊所贴三伏贴的人从诊所到屋外，排了一千来人的队伍。要知道，这只是镇上的一个小诊所。这种壮观的场面，在全国三甲大医院也不过如此。

家里有贤内助

代卫红现在十分忙碌。他是一个行业组织的委员，后来又拜北京的一位名老中医为师。除了门诊，他经常受邀到各省市去讲课，分享临床经验。

他的妻子很能干，绝对称得上家里的"贤内助"，生活和工作上都尽心尽力辅助着自己的丈夫。

因门诊量太大，虽然有护士帮忙，她依然忙得不可开交。丈夫出差越来越频繁，家里的诊所就靠她支撑。患者只要有需要，她就日复一日地坚守在岗位上。

写书

代卫红要出自己的书了。这是他一直想做的事情。

2017年，他有机会参加了一本关于儿科适宜技术的教材编写工作。这让他对写书这事又动了心。

他很想分享一些自己在儿科、贴敷方面的心得。所以，他下决心要把自己的临床经验系统梳理一下，写一本真正针对基层医生的书，以提高基层医生的临床运用能力。

这个想法产生后，他就停不下来了。忙完了门诊，他就搬出电脑，开始整理；出差的路上，他也利用碎片时间总结经验；夜深人静了，他觉得那是写书最好的时间，经常写到凌晨。几个月下来，他睡的时间越来越少，眼袋耷拉，整个人看起来很憔悴。但是，他依然没松劲，坚持熬夜，坚持写。他想尽力让书里的每个字，都是他自己敲上去的。

自己的"一亩三分地"

代卫红门诊的对面有一个饭店。穿过一楼拥挤的餐桌，二楼却有另外一番天地。进门第一间屋子，"打扮"得像教室或者会议室的样子。会议室的讲台后面还有一间办公室，右侧是住宿的房间，简单的装修一眼就能看出就是基层宾馆的模样。

这就是他平日传道授业的场所，也是中国中药协会中医药适宜技术全国基层医生交流基地，供陕西乃至全国的基层医生们来此观摩、学习，交流经验。

基层医生，不像公立的医院医生一样，可以有很多机会出去进修学习。所以，这样的观摩基地就成为一种接地气、有效的继续教育的途径。听说这里除了代卫红自己，还有别的讲师。他们都是基层医生，把自己的用药经验、临床心得、诊所经营思路，开诚布公地分享给前来学习的别的基层医生。

满满的正能量

平日里，代卫红是一个很积极乐观的人。他每天其实都很累，但是有他在，大家都觉得很有劲儿。这种感觉主要是来源于陕西男人能吃苦，能担当的性格。他平时基本不说什么泄气的话，都是鼓舞的，向上的词语。

他也是一个有趣的人、好玩的人。这让他跟全国很多医生都能处得不错。

一笔捐款

2021 年，受华西秋雨影响，自入秋以后，西安城区和蓝田降雨较多。这一年的雨水，比往常多一倍以上。8 月 19～20 日，西安蓝田局部连续 11 小时暴雨，导致房屋倒塌、道路冲毁，断网断电、人员失联。当时大众在关注河南暴雨、为山西人民洪水灾害揪心时，其实陕西西安人民也在默默地承担灾害、抢险自救。就在 8 月 19 日 17 时 30 分，西安长安区、蓝田县、周至县等地发布了地质灾害三级预警。

2021 年 8 月 27 日下午，天色已晚，蓝田县红十字会会长在黑漆漆的楼道里碰见了汤峪镇卫生院的魏波涛院长。据会长回忆，当时在魏院长旁边站了一个男人，手里提着一个布袋子，脸上的表情看上去很急切、焦虑。

魏院长告诉会长："我们这个乡村医生想捐钱。"

"捐多少？"会长问道。

"5 万！"

会长听后有些震惊。

"但是刚刚红十字会工作人员说那会儿不方便收现金，就嘱咐存到银行账户。"魏院长对会长说道。

害怕银行下班了，魏院长和这个中年男人就

匆匆走了！整个过程，拿布袋子的男子没有说一句话。后来，二人在银行办理完存款，就赶回汤峪了。

一个礼拜后，红十字会终于稍稍理顺了工作，缓了一口气，那位会长突然回想起来那位楼道匆匆见了一面的乡村医生。想起男子那种急切的表情，会长心里久久不能平静，想为他写点什么。一翻寻找后却发现，既没有和捐款人说一句话，也没有为他留下一张照片，更没有联系方式。后来会长通过打听，从汤峪镇卫生院沈小斌院长那里了解到了这个乡村医生的故事。

这个男子就是代卫红。据沈院长介绍，无论家乡哪里需要捐款，代卫红每次都带头，上次镇医院为商洛水灾募捐，他也捐了一千块钱。他平时话不多，这次蓝田水灾，代卫红就和家人商量看能为老乡们做点什么。代卫红的儿子立马提议可以通过红十字会向灾区捐款，还说要拿出多年来的压岁钱捐给家乡。儿子的举动，让代卫红和妻子倍感欣慰，儿子的压岁钱整理出来总共有两万多元，然后他们又拿出家里的积蓄凑够了五万元。带着这些现金，代卫红跑到汤峪镇卫生院，和院长一起，把承载一家人心意的爱心送达灾区。

父亲离世

代卫红的老父离世，现场设了一个灵堂，用村里传统的方式办了葬礼。

很多外地的朋友或者医生给他发去信息安慰，他回复的时候很平静。葬礼结束的第二天，代卫红就马上投入了工作中。那一天，诊所依然挤满了患者。

如果不是熟悉的人，大抵没有人能从代卫红脸上发现痛失亲人的悲痛。能感受到的，估计只有那满脸的疲惫。至于那份痛，代卫红已经默默地打扫干净。很难想象，那份难受，得在心底藏多深、多久。

把验方白送出去

代卫红的思路敏捷，经常在临床不断创新。为了更好地提升透皮技术，他自己研制了实用方便、效果显著的溶媒，以促进吸收；为了学员更好地运用外治法，他根据多年经验，研制出很具特色的方子，比如消炎方等。

他虽然自己申请了专利，但是也打算分享给同行们。代卫红觉得，人这一生，挣钱是没有尽头的，自己能花的数量也是有限的，如果能够做点让大家受益的事情，这辈子就值了。

刷新数字，书写自己

　　故乡，是我们深入这个世界的起点。代卫红和妻子从西安市区回到故乡村子的诊所，每天工作12个小时左右，一年接诊约5万名患者。他可能并不留意这么多发生在自己身上的故事，只是在自己的故乡蓝田日复一日地刷新着诊疗数字和学员名单，书写着自己的乡医故事。

时光，总是按着自己的节奏走着，步履不停，全然不顾周遭的一切。这年，吉林的春来得晚了一些。松花江畔，柳絮随着清风漫舞，柳树正抽出绿枝。韶华就如这脚下的流水，催促着人向前、改变、进取。

带着中医搬家

韩辉就是一个不断寻求改变的人。1991年中专毕业，她就开始"折腾"考上大专；2002年，她离开吉林大口钦满族镇，来到了龙潭区下江密峰村开诊所。经过十多年的耕耘，她在当地已经小有名气，远近各乡的患者都慕名来找她。

2015年，她做了一个惊人的举动，放弃现有的诊所，到吉林市打拼。

从乡村到城市，改变的不光是距离的问题。离开，意味着放弃了信赖自己的患者群体，意味着从零开始积累患者群。提起当初来大城市这事，韩辉说："我其实没有太多的犹豫，也没有纠结太久。村的人越来越少，患者也在减少，加上我自己是一个敢想敢干的人，虽然也会有担心和压力，但最后还是果断去了。"

凭着一股闯劲，她现在正努力适应着市区的生活节奏，迎接因为改变而产生的挑战。西医背景的她，以往主要是依靠打针输液等西医方案治疗疾病。后来，跟随她一起"安家"在市区的，还有中医药。

从 0 到 1，闯出一片天

来吉林市，韩辉经过一番努力，在当地的一个社区卫生服务中心租了一间房子，办起了自己的诊所。第一年，人生地不熟，患者非常少。到第二年，她就挺忙了。慢慢地，诊所步入了正轨，生活开始有了起色。

很快，她在家附近看上了一个门市，总共大概 200 平方米左右，位置比较好，停车位挺多，又很宽敞，就拿下了这个门面。几年后，隔壁的门面对外出售，也是 200 平方米左右，她一跺脚一咬牙，又到处寻求帮忙，最后买下了隔壁门市，让诊所从200平方米变成了400平方米。

发展中医药

2016年，韩辉两次到北京，参加由中医药适宜技术专委会和中国中医科学院研究生院举办的"仁医工程"中医药适宜技术高级培训班。通过持续几年的学习，她依靠贴敷、针灸、推拿等中医适宜技术，利用儿科等中医优势病种，已经拥有了相对固定的患者群，重新站稳了脚跟。

现在的她，只想把看病这事做好。所以，她的诊所目前不再输液打针了，就靠中医外治技术维持，除了贴敷、针灸，也用一些大专家如王琦教授的膏方。下一步，如果疫情过去，她估计诊所可以步入正轨，再乐观点，兴许可以取得不错的发展。

对闺女的期望

韩辉的闺女现在也跟她走上学习中医这条路。为了让闺女更好地学习，她在长春中医药大学找了个专家，让闺女跟师学习，目前已经第二年了。

其实，她知道学医这条路很累，所以一再问闺女，是不是下定了决心想从医。闺女说很喜欢中医，愿意好好学。但因为大学不是学的医学，所以这条路走起来更加艰难。现在她能做的就是多给闺女积累一些患者和临床经验，等退休的时候，把患者和临床经验都留给闺女，让她少走弯路，把五年大学的时间给找回来。

未来她的目标是让闺女把中医执业医师资格证考下来，带她走上"正轨"，跟她一起干好自家的诊所。

"归根"的家

韩辉的丈夫是朝鲜族，说一口流利的朝鲜族方言，和韩语很像。再加上离朝鲜半岛不远，丈夫多年来一直在韩国打工。后来，子女长大了，高考后也求学在外，丈夫便回到了家乡。由于见识广，又有能力，丈夫担任了村支书一职。

谈起爱人的工作，丈夫心里感觉很踏实，他说："我爱人治病救人，做的是好事。另外，她用的中医方法，安全绿色，风险小，让大家放心。这十里八乡的，很多人都找她看病。现在，她在城里了，那里人更多，可以给更多人做贡献。"

韩辉偶尔也回来。如果有时间，她就在自家的院里给老人扎针或者贴敷，跟乡邻们唠唠嗑，谈谈村里的变化和城市的生活。

她说，以前一家几口人，散落在不同的城市，感觉到处都有家，又都没家，所以像"四海为家"。现在，丈夫回到了故乡，她自己也在城市里立足了，能常见面。现在，她终于有了一些家的感觉。

眼下，她的生活还在不断变化着，空闲的时间越来越少，服务的人越来越多，工作越来越忙，责任越来越大。不过，不变的是，不管是在农村，还是在城市，她都守着一颗服务百姓的心。从乡村到城市，她将更加有力地运用中医，将更加坚实地服务基层百姓！

四面青山三面水，一城山色半城江。生机盎然的松花江畔，韩辉以自己的姿态，实现着"从西医到中医，从基层到城市"的转变。这一段路，仅仅是她的启程，更值得期待的，是她和她的中医诊所美好的未来。

湘妹子的本色

湘西，沈从文笔下美不胜收、颇具特色的地方。今天要讲述的，是湘西妹子"从0到1"做起中医事业的故事。

从护士到医生，从西医到中医

向英，土家族人。上学那会儿学的是护士专业，后来因为一些原因，与理想中的湘西自治州民族中医院擦肩而过，最后选择了到药店工作。

工作后，她遇到一位从事针灸的大夫。后来，这位针灸大夫成了她的丈夫。再后来，她凭借自己的基础和努力，考了执业医师，成了一名大夫，完成了从护士到医生的转变。

现在夫妻俩一心扑在工作上，各自忙着自己的事业。丈夫是中医科班出身，而向英是西医的专业背景，近些年她开始尝试将中西医结合的方法运用在临床上，所以夫妻俩在中医方面有不少交流的话题。丈夫擅长针灸推拿，而向英擅长贴敷等技术。

在吉首市，向英和丈夫是一对让当地人很羡慕的夫妇：两人都是医生，都有自己的诊所。然而，个中不易，只有他们自己知道。向英有两个孩子，一个 7 岁，一个 2 岁（当时是 2017 年，笔者注）。因为平时都在自己的诊所忙着，所以照顾孩子的重担由老人承担。

2017 年 6 月我正好因工作之便去了她的诊所。闲聊之余，我问了下她未来的计划。她说之前的诊所快到期了，想在铁路小学的门口租四个门面，打造成中医特色诊所，年底就开张。

我当时就觉得她思路很不简单，紧靠小学，就直接靠近了患者群。凭借自己儿科的特色方法，少打针输液，她的诊所一定能获得很多家长和学生的认可。

开诊所，不容易

向英家的诊所是 2004 年开起来的。当时的吉首市，大家更倾向去综合门诊、大门诊看病，因为科室比较齐全，所以向英家的诊所也开得比较大，每个科室都请了一个医生。除了这些，她还打算购置B超、化验仪器，做血常规生化等。

她开诊所本来准备了20多万元的启动资金，但钱很快就用完了，只能试着去贷款。然而，当时办理贷款的流程特别烦琐，到了月底，她也没有顺利把钱贷出来，就只能跟代理商说不买了。代理商的一位业务员看她创业不容易，经过多次协调，代理商终于答应向英把B超机先放到诊所，等开业运营之后再付钱，过了两三个月，向英付清了货款，她心里特别感激这位业务员。

后来向英到长沙购买其他的设备，这位业务员也帮了很大的忙。她让向英住在自己家里，其实业务员那会儿的"家"也是租的。除了免费住，业务员还请她吃饭，向英感觉这位业务员就是自己的贵人。

从"大诊所"到"专科诊所"

在基层应该开综合门诊的"大诊所"，还是设立专科诊所，向英后来选择了"专"的思路。大概有几点原因。

第一，孩子上学。为了方便和陪伴，想给留点自己的时间，不想弄那么大，那么累。

第二，门面到期。当时签的五年，门面到期那会儿，社会也不流行大诊所了，她就不需要那么大的地方了，就打算搬了。

第三，需要降低成本。因为请的人太多了，工资高，开支比较大，但是患者其实没有那么多，后来她精简了人员，请了几个硕士毕业的中医和一个中医院退休的老中医。因为老中医蛮有名气，带来了很多患者，所以精简人员也不意味着患者量减少。

此外，她自己也开始看很多常见病。所以就决定缩小规模，专心做事。

与同行的交流

吉首市是湘西土家族苗族自治州首府，当地苗医和土家医发展得很不错。向英除了与中医老师交流，还会和具有当地特色的苗医进行交流。

苗医用药很讲究。凭借得天独厚的自然条件，湘西有不少道地药材，很多苗医会亲自对药品进行采挖。那天，向英来到了苗医王医生的诊所，跟王医生交流药材质量问题和苗医治病的特色思路。为了介绍苗医在药品使用方面的讲究，王医生带着她去山里走了一遭。

美得如梦的湘西，得到了大自然独特的恩宠。其中，药材的馈赠就让当地百姓着实受惠。那天下午，向英和王医生在偏僻的湘西山坡，讨论着药材的属性和采挖注意事项，中医和苗医迥异的诊疗思路碰撞出火花。

这样的机会很难得，因为基层医生平时都很

忙，没有节假日，没有固定的上下班时间，八点开门，晚上经常很晚才可以休息，天天如此，年年如此。与苗医的交流，让她对于药品问题更加重视。

矮寨村之行

一次，因工作需要，我所在机构决定对向英的故事进行拍摄。

向英的患者很多，经常忙得不可开交。但是，除了服务城里的百姓，她也会尽力抽出时间去看村里的乡亲。因为自己是土家族人，所以，为自己本族做点事情，也算是她的一种愿望和情结。

为了记录向英回土家族的行程，拍摄的地方选在湖南省湘西州吉首市矮寨镇的矮寨村。矮寨村外界知道的不多，但是那里有一座桥很是出名——矮寨特大悬索桥（矮寨大桥）。这座桥距离吉首市区大概 20 公里，是国家重点规划的 8 条高速公路之一，是长沙至重庆通道湖南段"吉茶高速公路"中的重点工程，也是目前世界跨峡谷跨度最大的钢桁梁悬索桥。

矮寨村在桥一端的山顶上，进村需要从山底盘旋很久，蜿蜒曲折的山路，我感觉车走了早已不止"山路十八弯"，好不容易抵达了山顶，司机告知还需要盘道很久才可进入村子。刚进村口那刻，豁然开朗，好似到了桃花源。

因为赶路太久，我们先吃了一顿颇具湘西风味的午餐。拍摄组赶紧摆好设备，开始记录向英的土家故事。整个过程，我有一种较为明显的感受：虽然矮寨里面居住的是土家族，但是大家对中医的接受度却挺高。

拍摄完后，向英给一位膝盖疼的老人看了病，担心后面老人不便，又给她留了一些外用的药。离开前，向英还跟寨子里面的妇女们聊了一会天。

乐观是湘妹子的本色

初识向英，明显感觉到她身上那股湘妹子的干练和乐观劲儿。

开诊所那几年比较累。诊所有两层，她丈夫在二层做推拿，她在一层开诊所。夫妻二人一天到晚就守着诊所，早上七点半开始，晚上十点才关门。他们给聘请的医生和护士租了房子，包住也包吃。但是她和丈夫就住在诊所里面，两张推拿床一拼，倒头就睡了。她心里并不觉得苦，坚信一定会好起来的。

她跟患者交流，独特的湖南腔调让患者感觉亲切，总是微笑的眼睛让患者少了紧张，多了轻松。面对困难，她总是坦然地应对，展现出湖南人身上那种爽朗而倔强的"气质"。

努力当一名体面的基层医生

诊所的负责人，其角色有时候就像公司的"CEO"。然而，诊所又不能像公司那样充满着商业味道。向英，属于既善于看病，又善于经营诊所的人。

她每天早出晚归，与丈夫、孩子、父母见面时间不多。但是，作为一名从乡村走出来的孩子，她希望通过自己的双手，让家人过上衣食无忧的生活。

几年未见，我想她应该已经如愿了。

从医生到销售的『天涯路』

李灿，就像两味"相克"的中药，性格上脾气火爆，但又喜欢琴棋书画和茶道佛说。就是这样一个看似矛盾的，把临床和销售"混搭"，自成一格，在早已红海般的基层医药市场，激荡起不少的浪花。

干销售被父亲用扁担打

李灿以前是一名基层医生，虽然不是大富大贵，一年收入也还不错，一家老小过得幸福美满，可是他却偏偏要转行做销售。李灿的父亲对他转行这件事非常不支持，一方面觉得他脑子应该是进水了，才会放弃这么好的职业；另一方面，儿子经常把一群人弄一起开会，就像是在做传销，怎么看都觉得不靠谱。

后来，李灿的父亲见这孩子陷得太深，多次劝阻都没什么成效，一怒之下，操起扁担就开揍。结果扁担打断了，李灿也没屈服。

他爹没办法了，只能听任这倔强的"龟儿子"继续做销售，看他能疯出个啥名堂。

从医生到销售能手

最近几年，政府特别重视基层中医药的发展。借助基层医疗改革的有利形势，李灿瞅准了一个中药项目。这个项目是针对基层医生的项目，主要营销的方式是学术推广。这是目前比较"前沿"的方式，适应了当前行业发展。

因为启动资金较大，周转也比较困难，他卖掉了自己的房子，心里想着：不成功，便成仁。

刚开始，他需要自己去到省里的各地区去跑业务。因为自己也是医生，知根知底，所以去跟自己的同行打交道比较有优势。遇到下属搞不定的诊所和医生，他就亲自出马，并且总能马到成功，让下边的业务员钦佩不已。

他觉得自己算得上是基层医生的"知心人"，了解他们的痛点和需要，也了解他们的想法和心思。如此一来，他根据自己当医生时候的所想所难，抓住基层医生的心理，先建立认同感和信任感，然后慢慢融入政策要求和风险意识，最后谈合作，一拍即合。

一段时间下来，他从一个医生，转变为了"销售经理＋学术老师"。这个过程其实也不容易。他经常从一个城市开车到另一个城市，白天拜访诊所，给业务员开会，晚上自驾赶到下个城市。有时候到晚了，为了省钱，他直接就睡在车里。

那些日子，李灿依然也还被父亲骂。另外，估计不少同行和老乡在背后准备看他的笑话。

提着 30 万现金回家

李灿需要经常组织会议，为了节省成本，也为了基层医生们来一趟能满载而归，培训经常会进行到很晚。

第二次回款，他收回了一些现金。留了小部分周转资金后，他把剩余的 30 来万从银行取了出来，然后一沓一沓排好，依次把白色封条拆掉，铺在行李箱底下，上面铺上衣服，然后开车径直朝老家驶去。

回家后，他干的第一件事就是当着父亲的面，打开那个箱子。

他用力抓了一把钱，使劲推给老爹，说："爸，这个钱你们拿着用吧。"

那一刻，李灿先是得意，然后瞬间几乎快哭出李灿的业务主要在省内，但他的眼睛经常还望着省外，乃至全国。除了把自己团队的学术老师推到全国，他还把自己也经常送出去。又因为性格爽快，很多人容易跟他成为朋友。又因为经常出头，所以很多省总都把他当作"代言人"。

目前，他受邀去各地讲课的机会越来越多。他经常像个"小二"一样跑去给别人干活，参与到议程制定、员工培训等环节。这样有几个好处——他自己也学会了很多，别人也跟他关系越发紧密。

落实国家政策

李灿目前的工作，主要是跟中医绿色疗法有关。近些年，老百姓逐渐意识到打针输液潜在的危害，政府也意识到抗生素滥用的潜在威胁。所以，政府目前严格落实"限抗"政策。不过，在广大基层，滥用抗生素现象依然严重。所以，他觉得自己做的事情在这方面有很多现实意义。

在他看来，有意义的事情就是要求自己的客户多学习中医。每一次培训会，每一堂课上，李灿都嘱咐自己的人，要盯着那些打盹、玩手机、打电话的人。他还经常在课间站到台上，去给医生讲：您开小差了，我们发现了就一定会提醒您，同时，我会去批评我们的业务员。这样做，我们只有一个目的——让您多学点中医的本领。

他自己也知道，那些被提醒的医生心里会不舒服，但是他还是坚持去提醒。新医改政策推行后，很多企业把目光聚焦到了基层医疗市场。按照目前的情况，基层医生很可能将成为继三甲医院医生之后的又一群"香饽饽"。

然而，他要做的事情，是想在自己的地盘，不让这些"香饽饽"们那么"豪横"。他一直觉得，销售人员可以凭借自己的专业获得社会尊重。所以，他经常鼓励自己的业务员，从两个方面去做工作，一是明白他们目前做的工作对社会的意义，二是业务员应该提高自己的专业水平，如药品信息、疾病知识等，力争与医生在专业方面深度交流。

他曾在讲台上骄傲地说：我们的工作，推广了绿色的中医药疗法，让抗生素滥用、乱用的现象减少了，对于国家"限抗"政策的落实很有意义，对于很多家庭、孩子都有现实意义。

未来的书店老板

谈到未来的规划时，他感觉最理想的还是做一名医生。但是，向往归向往。他估计自己再也做不说这话的时候，他抿了抿嘴，有点遗憾地说道："很大的可能，我会开一家书店。我感觉自己离不开老家所在的县城，因为父母、儿女在这，根都在这。我其实是有机会——如果我愿意的话，到苏州、上海等城市，享受一线城市的便利和发展成果。但是，我觉得自己离不开这地方，好像也没有要离开的欲望了。我就像一棵树，扎根在老家的土里，要挪走很难，即便挪了也活得不畅快。"

我问："为什么想开书店？"

他说："县城人口有一百二十五万左右，民营医院特别多，各个乡镇卫生院，有的还有卫校，医学人员蛮多的。我经常想起十五年前去河南南阳，曾经看到一间名叫'杏林书院'的书店，里面卖的全是医学书籍，是一家医学专业书店。我当时就想，老家就缺一个这样的书店。我是医药行业的人，我爱自己的行业，所以我想开个这样的书店，为医生同行们去服务，提供读书、喝茶、聊天的场所。"为这个打算，他已经开始着手准备了。这一年，县人民医院从老城区搬到了新城，他就开始在医院附近搜寻门面。

"有一个实体的门店，然后带上笛子或者萨克斯，闲着的时候练练书法，吹吹乐器，了此一生。可能未来我就走这样的路。"说着，他朝空气又吐了一个烟圈。

孤独的文字，孤独的人

他现在经常给别人一种感觉，似乎他的骨子里好像是讨厌销售的——虽然他靠销售挣钱了。他也经常想回到自己的诊所去，做回那个受人尊敬的医生。但是，他自己似乎也不确定他的未来是在诊所，还是在书店，或者在茶馆。一张通达却略显淡漠的面孔下，他不知所终，就像一只迷途的羊，正在寻找回家的路。但是，到底要去哪里呢？他也不甚明了。

他曾在那年冬至的时候写下几句话——不知道除了给我看，还给别人看过没。

《冬至》

孤，是人生常态，

傲，是生命有所不为的底线，

一尘不染的纯洁，

万籁无声的寂静，

是独属于，

冬日的浪漫。

短短几行字，透露出他心里的文人情怀。

生命的本质是孤独的。我想，李灿大概很喜欢他们县里的冬天吧。

冬天之后呢，应该夹杂有几丝繁华和落寞。

人这一生的轨迹，说来也是奇怪，总是先叫人不顾一切地往外跑，临到终点，再叫人心心念念地要往回走。这来回的路在哪里呢？——大抵，就在我们的心巴上。

李灿说，有一天老了，他可能会出家。

有机会的话，希望他出家前一定要告诉我地址，到时候去看看他双手合十，自称"贫僧"的模样。

一个回族人的中医路

兰陵县磨山镇有一个 3000 多人的回民聚居村叫西疃村，马秀锦就住在这里。除了是一位虔诚的回族信徒，马秀锦还是一名称职的中医大夫——自然，这不影响他的信仰，因为，医生的信仰，是治病救人。

学医，是一种信念

1980 年，马秀锦高中毕业后回到家乡。当时生活条件差，十里八乡只有一个医生，村里人看病要走很远的路，得了病大都拖着挨着。那时，马秀锦家西边邻居有个老气管炎患者，咳嗽的声音隔墙听着都让人难受；东边邻居家，有个类风湿关节炎患者，手指肿到捏不动东西，疼得天天唉声叹气。就是那个时候，既不是中医世家，也不是正规医学院校毕业的马秀锦，下定决心学医。

马秀锦思索良久后去磨山镇医院，找到当时的一位老院长，一番努力后，院长允许他跟着医院的一个大夫学中医。在医院学习半年后，他听广播了解到济南有个中医培训学校招生，在家人的支持下，去卖了几百斤家里的口粮——地瓜干，拿着80元学费到了济南。

济南求医的过程十分艰苦。因为是回族，很多饭菜马秀锦都没法吃，甚至用大锅烧的水也不能喝，只能喝蒸馒头的蒸锅水。马秀锦说，五一劳动节同学们想改善下生活，买了包子回来用锅热一下，结果，蒸肉包子的水也不能喝了，就只能去井里打凉水喝。这一幕恰好被老校长看到，了解情况后的老校长掉下了眼泪。越是困难，马秀锦就越努力。早上4点多别人还在睡大觉的时候，他就起来学习了。这样的生活，马秀锦坚持了两年。

村卫生室，从县里最差干到省里优秀

回到家后，1983年，马秀锦申请在村里建了卫生室。那一年，因为经济条件差，西疃村的卫生服务在兰陵县倒数第一。当时的马秀锦，并不完全看重患者的数量，他在公共卫生服务、计划免疫方面下了很多功夫。功夫不负有心人，1990年，西疃卫生室就被当时的山东省卫生厅评为"山东省先进行政村卫生室"，他也被评为"山东省优秀乡村医生和计划免疫先进工作者"。

荣誉越多，马秀锦愈发觉得要努力做好手头的工作。计划免疫做好后，他又开始做传染病防控的工作。他说，把传染病防控好了，乡亲们就健康了。

无论工作多忙，马秀锦都会挤出时间学习国家医改政策。他自豪地说："卫生系统的新政策、新措施，西疃卫生室都会积极贯彻执行，医改方面更是与国家保持一致。"面对新政，他总愿意第一个试点，"成功了给别人当经验，失败了给自己长教训。"马秀锦笑着说道。

半日讲课，半日临证，半夜学习

现在，马秀锦能待在老家的时间不到一半。这一半的时间，他还需要出诊。因为经常要出去讲课，患者有时候经常找不到他。

马秀锦擅长儿科，患者大多是小孩。前几年，还没放开二胎，很多家里的娃都是独苗，所以不论父母还是爷爷奶奶，一旦孩子有病，就格外的急，特别是孩子赶上高烧不退，让患者的家属忐忑不安。

作为诊所的主力，很多人都是冲着马秀锦才来诊所的。一旦不在，患者就经常直接拨打他的电话。所以，他的电话经常在讲台上或者半夜响起。

马秀锦讲课，经常从下午讲到晚上十一点，甚至十二点。这主要是考虑基层医生学员的学习成本很高，多学习一天，就代表诊所少一天收入。下课后，马秀锦也不休息。很多基层医生是带着临床遇到的问题来学习的，他们会追到马秀锦的房间，掏出笔记本一个接一个问题跟他请教。

这样一来，马秀锦能休息的时间经常会在一两点以后。因为过于热情，又加上喜欢分享的性格，他经常睡意了无。晚上夜深人静了，学员不提问了，患者也不会打电话了，他就取出经典书籍来，坐在床边研读。

父亲病危，鼓励儿子去给基层医生讲课

2016 年 9 月，一场针对基层医生的全国性会议"仁医工程"博鳌中医药论坛在海南省召开，马秀锦受邀去讲课。

在去琼海市博鳌镇前，马秀锦 88 岁的老父亲结肠癌晚期转移到肝脏，已经由县医院转回了家，按照医院专家的意思，让老人在家好好与家人待几天吧。父亲的病是 2014 年腊月初二被查出的。村里人说，如果不是儿子做医生，老马早就走了。当时，跟父亲差不多时候查出同样病症的两个人走了

一年多了，坟头的草都长很深了。这一次被医院转回，老马的病情恶化很厉害，为了给父亲止痛，他去医院开了吗啡。临去海南前的五六天，父亲已经疼得每四个小时就要注射一次。

博鳌中医药论坛的讲课，马秀锦心里一直想着回绝。但父亲后来听说了这事，对他说："你去吧，我一定会等你回来！"

在父亲的鼓励和很多人的劝说下，他最终答应了博鳌的讲课。那几天，他给父亲又开了个中药贴敷的方子，第一天贴上后两个小时就有了止疼效果，连续5天5贴，就把吗啡停了。临行前，他还是很担心父亲的病情，一遍遍嘱咐儿媳妇用药细节。

父亲看出了他的犹豫，对他说："你只管去讲课，把你的知识传授给大家，让更多人减轻痛苦。"

父亲声音不大，但很坚定。

那次的讲课很顺利，反响很好。他作为全国的优秀基层医生代表之一，结合临床经验，就中药贴敷和多年从医的经验处方在会上进行了分享，台下听众是来自全国各省市的近千名基层医生。

课结束后，他就赶忙回家。幸运的是，父亲也又一次撑了过来。后来，马秀锦动情地说："父亲这次真让我感动了一把。"

从西疃村走向国外

因为讲课和推动中医药适宜技术工作的缘故，马秀锦很受基层医生欢迎，后来被聘请为中国中药协会中医医药适宜技术专业委员会委员。2016年，为了加强基层医生交流，经过考察和筛选，他的诊所成为专委会第一批挂牌全国中医药适宜技术观摩基地的基层诊所。当天，北京的嘉宾，以及县上卫生局的领导、镇领导、村里的干部，回族的阿訇都出席了会议。上午，阿訇带领乡亲，抬着一块大牌匾十分隆重地送到诊所。作为回族人，他备受感动。那天的两块牌匾，一块是全国的，一块是回族阿訇送的，都极为珍贵。

因为专委会的工作，马秀锦有机会认识了首都国医名师李曰庆教授，并最终拜在这位大专家门下。

2017年，他到英国进行文化交流，在牛津大学授课，与当地中医爱好者交流，传播医药。在英国中医师学会、中国中药协会中医药适宜技术专委会举办的"首届中英中医药国际论坛"，他与英国中医界同仁，一起分享自己临床用药经验。

这对于基层医生来说，无疑是一份莫大的荣誉。从西疃村到北京，从海南省博鳌镇到英国牛津郡，他的中医药视野越来越开阔。

未来规划

　　未来何去何从，马秀锦自己心里可能也没有太多的规划。目前，他一边开门诊，一边传播中医知识。因为目前精力充沛，他打算先干好这两件事情。至于未来的路，边走边看吧，基层医生的路、中医的路，都还很长。

　　马秀锦现在的见识和眼界都不再局限于临沂或者山东，而是关注着全中国乃至世界。他相信，中医一定可以推动各民族的交流，不管是自己的本族人，还是与汉族，还是与外国人，中医都是一个很好的交流方式。他希望可以通过中医，去做更多的事情，去获取人生更大的意义。

阙光峰，一名山东省莱芜市钢城区高家庄社区卫生室的基层医生。阙姓，出自姜姓，以封地名为氏。在这个小镇上，很多人都不认识这个字，算是一个比较少的姓了，在《百家姓》中排第 380 位。姓氏虽少，但阙光峰在老家那地界，却是一个响当当的"人物"。

做好基层医疗的"网底"

在阙光峰的眼里，自己的职业很重要。他觉得基层医生是我们国家最底层老百姓健康的守护者，是国家卫生体系的网底，是基层老百姓看病的第一道关。

他的卫生室很简陋，仅有的"法宝"就是体温计、听诊器、血压计。这是很多基层医生的标配，俗称"老三样"。他们需要根据自己的经验，利用简单的设备，做出准确的判断。在基层医生那里，技术才真的是"王道"，关乎个人和家庭，更关乎百姓性命。

他深谙自己的处境，所以十分注重学习。原来他是西医背景，不过现在也学习中医。他一直强调"打铁还需自身硬"，只有不断学习，提升医疗技术水平，才能更好为乡亲们做更多的事情。

奔走在乡间的"120"

要说基层医生有多忙，常人大概很难想象。阚光峰告诉我，他几乎全年值班，很难休息一整天，而且常常是 24 小时待诊，一个电话随叫随到。他形容，基层医生就是奔走在乡间的"120"。

很多年前的一个夜里，已经 11 点多了，同村一个老乡喝醉了酒，吐得严重。患者家离阚光峰的诊所很远，中间需要经过一条大河。当时正赶上修路，唯一的一座大桥已封闭了，他只能把摩托车停放在河岸边，脱下鞋蹚水过河。河水湍急，快爬到对岸的时候，他险些被水冲下去。等给患者看完病，已经快凌晨 1 点了。回到家，阚光峰准备休息，结果刚睡着没多久，电话又来了，说是醉酒的老乡不老实，把针头拔了出来。他立马起身，背起出诊箱，继续蹚水过河去老乡家。再次到家后，阚光峰心里还是担心老乡再次拔出针头，竟再也无法入睡。大约凌晨五点左右，又有一个患者打电话说拉肚子，小腹痛得很厉害，现在就在诊所门口等着他。阚光峰立刻起床开始了新一天的工作。

一个冬天，邻村的一位大婶突发高热，起不了床，打电话请他出诊一趟，阚光峰挂了电话立刻就出发了。因为前些天的一场大雪，路面变得很滑，他出门那会儿，还刮起了大风。当时正值腊月，寒风似刀。通往大婶家的是山路，雪还没有融化，他骑着摩托车不知道走了多久。到大婶家门的时候，他发现自己的脚冻得已经不听使唤了，强忍着不适，阚光峰给大婶详细地做了检查，初步确诊为扁桃体化脓。他觉得这病可以内病外治，用中医外治方法，于是开了大黄、元参、败酱草、地丁、射干等中药，用来清热解毒、软坚散结、祛火消肿，贴在溃处，三天后大婶就痊愈了。

像这种类似的事情，基层每天都在发生着。每次出诊，他都觉得自己在与时间赛跑，尽最大的能力，不让患者久等。在他看来，当医生虽然辛苦，但心里却很快乐，因为患者需要他，相信他。当患者被治好的那一刻，他心里常涌出一种自豪感和成就感，觉得基层医生这份职业很有意义。

被狗咬到跳河

一个中秋后的夜里，阚光峰忙了一天。快9点多了，正当他准备回家吃饭时，一名患者打来电话，说正在大医院药房开药，一会儿就回家，让帮忙去家里给输一下液。

基层医生经常遇到这样的境况。他本来想回家吃饭的，但又心软，就答应了患者，在诊所里等着。结果，十点多了，患者才回到村里，他急忙带上治疗工具往患者家里赶。

那位患者的家在水库边的树林里，根本没法骑摩托车，只能走路去。快到患者家门口时，一条大狗猛然从林子里窜了出来。那狗凶猛得很，直接就朝阚光峰扑了过来。他用脚猛踢大狗，结果反被大狗咬住了鞋。过了好一会儿，患者才听见外头的动静跑出来。只见他的衣服、手机、药箱全湿了，更严重的是，他的脚被玻璃扎了一道很长的口子，流了好多血。他拧了一下身上的水，一瘸一拐地进了患者家门，赶紧为患者输液。

"对待患者要像对待自己的亲人一样，自己受点儿苦，受点儿委屈没关系，因为我们就是百姓健康的守护者，要时刻以患者为中心。"这是阚光峰对我说的一段话，我一直铭记在心。平时，他也在用实际行动践行着他的话。

努力做一名全科医生

努力成为一位合格的中西医结合全科医生，是阚光峰给自己定的目标。除了"能中会西"，基层医生需要掌握很多把"刷子"。

有一次，同村一位大爷在麦场里照看小麦，当时正值农忙，大爷太过劳累，就在麦垛里小睡了一会儿，醒来后，感觉耳朵里有东西在爬。

大爷跑着去了他诊所，阚光峰拿来了香油瓶，滴了两滴在大爷的耳朵里，不一会儿，虫子就自己爬出来了。大爷非常开心，赞不绝口。

这个事情让阚光峰思考，基层医生一定要尽力掌握足够的医疗知识和生活经验，因为各种各样的病都能碰到。这对基层医生提出了较高的要求，也对医学教育提出了新的要求。

阚光峰，是我打心底很尊重的一位基层医生。黝黑的皮肤，是他日夜操劳的"证据"；墙上的锦旗，是他服务基层的"勋章"。希望在莱芜这座城里，他用质朴的坚持，造福更多的基层百姓。

东临碣石，怅望山河

辉煌梦想：从基层医生到名医、院长

李国民，1968 年 11 月出生于江苏省南京市原高淳县，1986 年 7 月考取南京铁道医学院（现东南大学医学院）临床医学专业，1999 年 7 月加入中国共产党，2002 年 7 月取得苏州大学生命科学院研究生学历。

本科毕业后，李国民被分配到了江苏冶山铁矿医院。但为了自己的理想，他选择了辞职。

在 20 世纪 90 年代，对于已有分配正式工作的人来说，主动辞职的现象十分罕见。自然有很多人不能理解他的行为。

后来，李国民的父亲有个当副县长的朋友，建议他去公立医院上班，为农村卫生保健工作做点贡献。因为当时的基层，本科医学毕业生很少。

副县长的话，让年轻的李国民重新开始思考。他想毕业后要做点儿事情，真正地为人民服务。副县长告诉他在高淳县有两个医院最缺人才，一个下坝，一个定埠。李国民当时一心想干事，想历练自己，想把自己放到真正缺医少药的地方，所以毫不犹豫去了离家三十多公里最偏僻的小乡镇上。

当时的下坝卫生院共有18间医疗用房，红墙黑瓦，卫生院医疗设备仅包含一台心电图机、一台五十毫安的X线机器，还有一个可以检测肝功能、血常规的化验室。

他的到来，成了乡里的新闻。乡亲们到处传：村里来了个医学院校的大学生。

从1996年4月到2003年9月，李国民一直在下坝工作。这几年的时光，李国民经历了很多，逐渐变得成熟起来。内科专业的李国民，当时治好了三个患者，迅速成了当地的"名医"。

这三个病例，现在李国民都记得特别清楚。第一个病例是一个煤气中毒的患者，在医院连血气分析都没法提供的条件下，经过他的治疗，患者住院14天后苏醒，没有后遗症。碰巧的是，一周后，南京某报刊登了另一则病例消息：南京某三甲医院一煤气中毒患者住了12天院，最后奇迹恢复。相比三甲医院患者，李国民的患者昏迷时间更久，算是创造了一个更大的奇迹。

第二个病例是一个被县医院脑外科判了"死刑"的脑外伤患者，县医院认为没有治疗意义了，就建议转到当地卫生院"养着"看看。这一转院，患者正好到了他手里。他不敢给院长做任何承诺，但是心里想着：只要还有一口气，就要全力以赴。后来，这个患者治疗了15天就康复出院了。一个星期以后，他在乡里巡诊，正好路过患者村子，就问患者家属情况，家属开心地告诉他去田里种豌豆去了。

第三个病例是一个19岁的孩子，县医院诊断为破伤风，后来孩子通过别人介绍来到了他那里。他在孩子病房的对面腾出一间房，在里面吃、在里面住，24小时监护着孩子。住院期间，他给孩子做了6次环甲膜穿刺急救，当时只用了青霉素、氯丙嗪等普通药，29天后，这个孩子恢复了。

从这三个病例，他认识到，不管环境怎么样，只要有责任心，肯钻研，敢于担当，就能更好地帮助患者。

也就是这7年，他从一个普通医生做到了下坝医院和定埠医院的业务院长。这两个医院，相差十多公里，李国民凭着一股干劲，奔波在两家医院之间。这7年，两个医院没有发生一起医疗纠纷，下坝医院还完成了整体搬迁工作，为医院日后发展奠定了基础。

再从城市到老家

2003 年底，卫生局的领导觉得李国民是个人才，虽然脾气大，但做事认真，观点明确，有思路，就把他调到了区疾病控制中心。

在区疾控中心时，他的工作内容大概是：上午给餐饮等行业开个检查单，发发健康证；下午去公共场合采采样。李国民觉得自己一个学临床的就干这些活，很不习惯。

这份工作在常人看来挺好，在城市上班，有编制，收入也高，人还不累。不过，此时李国民的"老毛病"又犯了，他觉得自己的一腔热血没地方撒，不能就这么"混日子"。

后来，他辞去城里这份让人羡慕的工作，打算回到老家开办诊所。许可证批下来后，他借钱盖了一个四百来平方的房子，重新当起了基层医生。

从打针输液到中医外治

刚开始，诊所面临的大问题是生存，李国民办诊所借了不少钱。

当时不管在大医院还是基层医院，打针输液成风，成了一种很普遍的收费的"好路子"。到 2004

年底，诊所收入主要来源是通过打针输液开西药。他就想，一直这样不能发挥自己的优势。逐渐地，他开始运用针灸、中药穴位贴敷等技术给患者治疗。每个月，他还要抽时间到外地去学习。

在这个过程中，在中国医学科学院药用植物研究所工作的堂兄李国强影响了他未来的发展，在堂兄的指导下，李国民挖掘整理了中国古代医学典籍里的外用方法，不断运用到临床并加以验证，获得了不错的疗效。

李国民说，堂兄算起来应该是他的师父，不过因为是自家兄弟，也就不拜师了。经过一段时间的努力学习和临床实践，他利用中药贴敷，已经可以治疗基层常见疾病，包括儿科咳嗽、腹泻等。

走上推广中医的路

2014年底，李国民的人生发生很大的转变。一家机构想聘请他专职讲中医技术。碍于朋友面子，他就勉强答应试一下。

这一试，就讲了7年。他总结了这段经历，感觉能一直讲下去，主要是因为自己很想把知道的东西告诉给别人，并让中医在基层得到推广。

他回忆，第一次上台的时候，紧张得腿一直发抖。现在，历经了几百场次的磨炼，他面对成百上千人，讲课也已经能收放自如了。多年来，他的讲台延伸到南京中医药大学、山东中医药大学、河北中医学院、中国中医科学院，后来甚至到了英国牛津大学。在推广中医药的路上，李国民的步履愈发扎实、稳健。

一个"不顾家"的人

2017年底，李国民的孩子生病了，经南京脑科医院高级专家会诊后，建议住院手术。住院前后需要1个月的时间，但是考虑到接近年底，大多数省份都会邀请自己去上课，他把孩子的手术一拖再拖，直到2018年8月23日才进行。下午3点，孩子刚被推出手术室，麻醉还没苏醒，他就把孩子托付给姑姑，自己匆匆挤上了去外省的火车。

2021年9月中旬，他的父亲被确诊为晚期肿瘤。一次去海南省讲课后，他匆匆赶回家照料父亲。后来，父亲出现了严重的消化道出血，不久便离开人世。料理完父亲后事没多久，他含泪出发，又去给基层医生授课了。

7年间，他的亲堂哥、两位亲大娘去世，他当时都在外出授课，没能第一时间赶回老家尽孝道。

怅望山河

我听过一位李国民的朋友对他的评价："李国民呀，就是典型的外表光鲜，内心孤独的人。他的性格本是非常张扬，工作方面有才华、有思想、有自信，但生活方面却很揪心。他很懂管理，但是他好像不是太懂得经营自己身上的'幸福'。"

李国民不喜欢把自己的苦与累，告诉别人。他给自己的微信起名"东临碣石"，QQ名叫作"怅望山河"。他觉得，这一路，很多人，对他并不理解。

也许就是这样，从碣石到山河，李国民把自己的评价尺度放到了社会发展的一个长时间段和大范围内。

欲为医者，应有一颗淡泊名利之心。能力越大，责任越大；名声越大，心态当愈发平静从容。现在的陈兆勇，丰富的就是精神和境界，追求的就是从容与安宁。

观摩基地成立

2017 年 7 月 25 日，湖北随州，10：38，气温38℃。在当地腰鼓队欢天喜地的表演之后，天后宫社区卫生服务站全国中医药适宜技术揭牌仪式正式开始。

这是中国中药协会中医药适宜技术专委会在基层授牌的第四家全国中医药适宜技术观摩基地，也是基地在南方落地的第一家。

根据相关要求，全国观摩基地将承担起基层医生临床经验学习的教学作用，发挥基层优秀医生的模范带头作用，推进基层医生诊所运营、管理及交流的平台作用。每一家观摩基地，都为周边省市乃至全国的基层医生，提供短期实地学习的机会，着实是基层医生自己的学习平台，是基层医生自己的专科学校。

每天的生活就像打仗

每天不到 6 点，天后宫门外已经排满了患者。7 月的湖北，天气热得像火炉，就是这么站着，汗水也会不由自主地往下淌。为了提高效率，天后宫服务站已经引进了挂号系统。患者进门之后，开始登记信息到电脑系统。护士说，天后宫的日接诊患者量平均在 500 人左右。

患者进入服务站，开始坐下来。此时的天后宫服务站的院长陈兆勇及其团队的成员开始在屋子后面的休息室吃早饭。通常，他们吃饭的时间很短，大家都近乎狼吞虎咽，陈兆勇随手拿着两个包子，很快就解决掉了。

他整理一下衣服，开始这一天的临床工作。为了提高效率，他们花费几万元购进了一套诊疗服务系统。

电脑一开，就像战场拉开帷幕，所有的人都争分夺秒地工作。为了不耽误时间，陈兆勇不怎么喝水，这样就能尽量不去厕所。

到了中午，12点通常下不了班。因为患者要么是乡里乡亲，要么慕名远道而来，所以他不敢怠慢。又因酷暑天气，来一趟不易，他不好拒绝。结果就是，他经常得下午1点多才可以吃上饭。

除了看病，他还需要给基层医生培训。以往，天后宫服务站的治疗手段主要以打针、输液为主。现在，为了降低风险和执行"限抗"政策，他带着团队学习中医的适宜技术。他自己擅长针灸、贴敷，定期会给服务站的医生和护士培训。观摩基地成立前，陈兆勇已经承担了省内的基层医生来站里实地学习的教学工作和带徒工作。师者，传道授业解惑；医者，悬壶治病救人。这两"者"，陈兆勇做得还挺出色。

宽容谦和的院长

陈兆勇作为院长，很少批评员工。听护士长柳敏说，他批评别人的时候，自己的脸会红。一次，一个护士上班期间老玩手机，陈兆勇看见好几次，都没有说。后来，他实在担心护士影响工作，终于才去提醒了一下。

他平时十分低调谦和。医疗行业也有不少竞争，需要内敛。又因为从事的是治病救人的工作，即便目前有所收获，也不能过分张扬。所以，他开的车也挺低调的，平时待人接物更是小心谨慎。不过，相比外在环境，他的内在修养应该更是他如此行事的主要原因。见过他的人都能感觉到他性情温和，谦虚祥和的那一面。

陈兆勇，应该是生来就适合做医生的人吧。

背后的支持

陈兆勇平日言语不多，工作很投入。不过被问起家庭时，陈兆勇感觉自己做得不好。他没法好好陪伴家人。孩子今年（2017 年，笔者注）才 12 岁，但陈兆勇平时几乎没办法陪伴。即便如此，家人都很支持他的工作。

陈兆勇的父亲今年七十多岁。看到服务站的人忙不过来，父亲就经常拿着扫把到处扫扫。老爷子倒是很享受，既能见儿子，也算是帮着乡里。看着父子两人在墙角一起忙活，感觉这样的家庭真是很幸福。

陈兆勇和同学们把服务站的功能定位在帮患者解决常见病，诊所的发展和观摩基地的授课，都需要不断地学习。所以他现在一个月出去两次，学习别人的经验，修习自己的精神。

安神定志

中医古语云："凡大医治病，必当安神定志，无欲无求。"陈兆勇就是这样的人。目前，他在物质方面已经没有太大压力，所以，他更多的关注点在诊所的稳步发展和自身技术、精神层面的提升。

陈兆勇所在的随州，有着浓郁的中医历史渊源。神农为宣药疗疾，跋山涉水，行遍三湘大地，尝遍百草之药性，最后中毒而死。这样的故事，激励了当地像他一样的很多医者。

当他置身于气势恢宏的炎帝故里，望着庄严肃穆的神农雕像，他仿佛感觉到了一股力量升于胸臆。随县厉山神农帝，五弦劝耕食百草。他也盼望能循着先祖足迹，勤求古训，厚德济生，用中医为大众健康贡献力量。

『老陕』的中医路

蒲城县，隶属于陕西省渭南市，历史悠久，是陕西历史文化名城。"老陕"张平的故事，要从蒲城一直讲到西安。下面，待我细讲开来。

从公立医院到自己开诊所

张平，毕业于西安医科大学（现在的西安交通大学医学部）。大学毕业以后他就在西安市中心医院工作，这一干就是十年。中间，他偶尔出去多点执业，看到了私立诊所不错的效益和前景。经过一番深入思考，最终他决定放下手里的"铁饭碗"，出来自己开诊所。

从学员到老师

设在陕西的"'仁医工程'中医药适宜技术全国观摩基地"是中医药适宜技术专委会在全国成立的第一家观摩基地，负责人就是本书前面提到的代卫红医师。从这个基地里走出去的基层医生数量已经不能准确统计。张平，曾经也是这里的一位学员。

张平大学的时候学的是西医外科，主要搞肛肠这一块。后来在观摩基地跟着代卫红老师学习贴敷，大概学了一年的时间。再后来，他又在咸阳的中医学院学习了一段时间，方向是中医科。

通过较为系统地学习，张平慢慢蜕变为一名观摩基地的讲师。从适宜技术的理论，到临床实操的注意事项，他总能深入浅出，娓娓道来。听他讲课的学员，从省内扩展到全国各地。

成为讲师后，他利用业余时间在网络上学习中医相关知识，每天把自己遇到的问题或没明白的知识点进一步翻阅资料直至完全弄懂，因为他不想辜负来之不易的老师身份，也不想辜负基层医生由衷的信任。

诊所的改变

几年前，张平的诊所如陕西很多地方的诊所一样，患者来了后大多以输液为主。自从学习中医后，张平慢慢转变了思路。

这源于一次特殊的经历。一天，诊所来了个气管炎患者，按照他以往的经验，治疗方法主要是以输液、吃药为主。但是过了一个星期，效果依然不理想。后来张平去代卫红老师那里学习中医技术之后，深受启发，用中药贴治愈了很多患者的疾病。他发现看似普通简易的技术，不仅能消除肺部炎症，同时也可以调理患者的体质，患者反复咳嗽的现象消失了，消化功能、肺功能也都随之改善了。这次经历让他印象深刻，也启发他要好好学中医、用中医。

张平的诊所现在全部采用贴敷技术代替以前的口服药等其他治疗方法。他想打造一个以中医外治为特色的综合门诊，让更多的乡亲们享受到中医药发展的成果。

义诊与带教

作为一个名副其实的老陕，张平的工作重心放在了省内。除了讲课，他要求自己经常去学员的诊所义诊，手把手带人，通过与患者面对面交流，让学员感受适宜技术的魅力和疗效。

延安，距离张平的诊所三百多公里，驾车至少需要三四个小时。头一天夜里赶到的张平，第二天一早就来到了学员赵红新的诊所。听说西安的专家要来，很多患者早早就开始排队等候。张平从中医四诊的望、闻、问、切到用药配伍，每个环节都力求细致，让学员有切实感悟。

有时候，他也会去市区外的基层义诊。他深知，自己发展起来了，就有责任去帮助更多的人。

仁术传乡里

黄土地养育了张平，张平也想回报这片土地。作为一名医生，最好的方式无疑是给这片土地上的乡亲们带去健康和祥和。

千沟万壑的黄土高原，母亲河奔腾不息，我们在这样的滚滚浪潮中，显得如此的悄无声息。就像壶口的河水，千层浪后依然只能回归到"平凡的世界"。我们应该勇敢一些，去树立自己的"宏愿"。张平就是一位勇敢的人，他希望可以通过中医仁术，在这无边无际的黄土地上，激荡起自己的浪涛，演奏出自己的乐章。

第一次见到廖立坤，感觉是他就是一名普普通通的医生。如果不深入交流，根本无法了解到真实的他。

从"铁饭碗"到单干

廖立坤出生在一个偏僻的小山村。年幼的他立志学医，救死扶伤。一位远房亲戚擅长针灸疗法，耳濡目染，让他从小就钟情于中医。

高中毕业后，他考上了山东省中医学院。1988年，他被分配到湖南省常德市安乡县中医院工作。后来，因为个人原因他，他放下"铁饭碗"回到老家，在益阳市安化县杨林乡开了一家私人诊所。这一干，就是30年。

因是科班出身，加上勤奋好学，医术也不错，慢慢地，廖立坤渐渐在乡里有了名气，不少患者慕名而来。

持续学习，不断提升

廖立坤常说，做一名好医生，仅有爱心是不够的，还必须有高明的医术。治病救人，人命关天，来不得半点儿马虎。所以，他对自己的技术要求很严格，强迫自己要不断学习，不断提升。

为此，他每天都要仔细阅读医学书籍，《黄帝内经》《伤寒论》《金匮要略》他已经不知道看了多少遍。除了学习经典，他还经常记录，总结临床经验。

为了不断提高自己的医术，他还经常外出学习，不放过各种进修的机会。1996年，他到中南大学湘雅医学院进修儿科，师从段宣初、周清华等教授，受益匪浅。2014年，他到中国中医科学院进修，学习癫痫治疗方法和针灸。2016年，他再次来到中国中医科学院学习中医适宜技术。

其实，外出学习的成本是很高的。医生不在，患者就不会来，这样诊所的损失很大。不过，廖立坤还是坚持不断出去学习，提高自己。他告诉自己，不能就当"井底之蛙"。

中国网于2016年10月27日对他的事迹进行

了报道：湖南省安化县东坪镇泥埠桥村卫生室中医执业师廖立坤，自去年在首都北京参加中国中医科学院举办的学术交流会后，又应邀出席由英国中医药学会、中国中药协会中医药适宜技术专业委员会联合主办的"2016伦敦中医药国际论坛"，湖南省仅3人，他成为湖南益阳市第一个走进英国牛津大学进行学术交流的乡村医生。

2017年9月，他又参加了"'仁医之路'美国中医药文化交流活动"，主要内容包括参加"第三届美国中医药大会"、参观北京中医药大学美国医学中心等。通过这次交流，他认识到，中医走向世界，其实针灸起了很大的作用，所以回国后，他更加努力研习针灸技术。

好技术才是硬道理

在中国网的那篇报道中，详细描写了廖立坤运用针灸治疗一例肢体瘫痪的患者。

一位中学女教师王某珍，38岁的时候因一氧化碳中毒，昏迷，心跳、呼吸停止。后经医院抢救于次日苏醒，第二天再次昏迷伴左侧肢体瘫痪，大小便失禁。医院诊断为一氧化碳中毒脑细胞损害。患者被家属带到全国各地10多家医院治疗，都没有明显效果，当时的状况已经形同植物人。后经人介绍来到他这里治疗。

经仔细检查，根据患者病情，他制订了治疗方案：采用以风府穴、哑门穴为主的针刺方法，辨证取配穴，主要以醒脑开窍为治。施针 6 次后，他成功唤醒了患者；针治第 8 次，患者头颈稍软不后仰，舌稍能动，能发音；针治 10 次后，患者呼之能应，肢体开始活动，可屈可伸，眼球活动自如；针治 15 次后，患者肢体活动正常，能吃稀饭馒头，拔除胃管；针治 20 次后，患者能知大小便；针治 35 次后，患者能喊家人的名字，手能拿东西；针治 60 次后，患者的生活已经基本可以自理。

多年来，他经过长期的探索利用颈围的周长推算出风府、哑门穴的针刺深度，为重症脑损伤患者带来了福音。此外，他也对脑出血、脑梗死、腰椎间盘突出、结石等病进行了深入的研究。

他说，岁月易逝，一切名利都会随时间灰飞烟灭。作为一名医生，唯有自己治病救人的技术和精神，可以传递给他人。

成为人大代表

2021 年 10 月 30 日，安化县第十八届人民代表大会第一次会议选举结果公布，廖立坤的名字在名单之列。从此，这名基层医生拥有了另一个身份。

2022 年，在湖南省、益阳市"两会"之后，廖立坤撰写了《关于加快我市疗养事业发展的建议》，向省、市提出建设疗养中心的想法。目前，省、市已批示要益阳市卫生健康委员会尽快落实。在省市两级政府的大力支持下，依托安化美好的环境，建造一所以疗养、休闲、娱乐为一体的大型疗养中心。

仁心是初心

廖立坤总是努力关怀身边的人，善待自己的每一位患者。

一名姓曾的患者，胸部患带状疱疹20余天，皮肤灼热，疱疹如粟，密集成片，痛如针刺，夜不能寐，治疗10多天不见好转，后通过邻居介绍来到廖立坤这里求治。他接诊后，仅仅用了10天患者便痊愈了。结账时，了解到患者生活困难，他把近900元的医药费全部免了。

作为医生，技术是基础指标，修德是硬指标。中医从来都是医德和医术一起"走路"，而廖立坤，将在这条路上，越走越宽广。

廖立坤作为一名最基层的乡村医生，之所以能发展这么好，与他扎实的医学功底和刻苦钻研分不开。他几十年如一日，扎根基层，充当乡亲们健康的守护神，无愧于"最美乡村医生"。眼下，诊所发展很不错。他的儿子廖泽英立志跟父亲好好学医。从1991年他放下"铁饭碗"，到如今端上"金饭碗"，廖立坤花了正好三十年时间。期待他们这对父子医生，能为更多的患者解除疾病的痛苦；也期待他在担任人大代表的另一个角色期间，给当地医疗发展和老百姓健康做出更多的实事。

抓药不用称

魏从成，安徽省太和县宫集镇魏夏行政村魏寨自然村人，童年家境贫寒，少年立志学医。30多年来，治愈疑难杂症无数，成为远近闻名的"名医"。

在魏从成的药房、家宅的墙上，挂满了患者赠送的锦旗，然而，这是现在已经有所成绩的魏从成。光鲜背后，其实有很多旁人难以想象的故事。

边打工，边学医

一次村里闹疟疾，魏从成全家四口人都倒下了。舅舅丁广铭来家里，赶紧给张罗看病。因为舅舅是医生，魏从成全家人都奇迹般活了下来。

上完学后，魏从成利用在淮北打工的时间，到矿务局医院实习学医，拜院长许映洲老中医为师。

他边打工边学习，攒下点钱，就给舅舅家，算是交饭钱。晚上，昏黄的灯下，他一遍遍背诵着汤头药方。

千难万难，要回故里

两年的实习生涯终于结束了，魏从成打算回到他无比热爱的家乡，想用自己的医术为乡亲们做点事情。但是，魏从成的老师很看重他，想要他留院工作。

不过，魏从成想着故乡的人，还是执意要回家。老师看他决心大，就给了他 6000 元，让他回去盖个诊室，还给了他必用的设备。那会儿，魏从成已经结婚了，妻子王秀丽也支持他回家。

医术精湛，家乡名人

1985 年来以来，魏从成开始研读《黄帝内经》《伤寒论》《金匮要略》《本草纲目》等中医经典，这为他从医打下了坚实的基础。

从他 1987 年回乡就医这几十年，他一直就是一名全科医生，乡亲们有病了，都来找他。值得一提的是，他在妇科方面积累了不少经验，也算他家诊所的一个特色了。

抓药不用称，就靠一只手

魏从成远近闻名的原因是他练就了一个绝活——抓药一把手。我在《香港财经报》（2018年1月）读到一些文字，摘录部分出来："他快速地转过身、像检阅千军万马、面对墙壁上一排排排列整齐像士兵一样的药匣抽屉，目光如电、电扫群星，电射之处疾步上前，左手托盘如托乾坤，右手拉药箱抽屉如移山搬岭，那抽屉是启动健康的生命之门。他五指如银钩，指到处，灵药如被磁石吸附、飞入托盘。他一会儿舒展身躯高处取药、一会儿轻柔弯腰低处拽匣……不到五分钟，这剂含有当归、白芍、川芎、生地黄、血地、白术、山芍、山栀、目羊、香附、山芎肉、牡丹皮等的灵药抓齐了。他向患者微笑着，轻轻拿起秤杆儿钩起药包，不多不少、每个药包都是八两。患者看呆了，称赞不已。"

菩萨心肠，回报乡亲

魏从成幼时受乡邻资助，心中便种下了感恩的种子。

他回乡30年，不仅医治了无数患者，而且拿出自己多年的积蓄日夜奔波在工地，为村里修了柏油路；看到园春小学缺少桌凳，他捐赠了二百套课桌凳，又为小学修了二百多米硬化路；村里乡亲看病，他不仅少收钱，甚至有时还不收钱。时间久了，有的忘了，有的没给，他就是记得也从来不会上门催要。当年经济困难的患者，数年后经济条件好转时，仍不忘恩，主动上门来还钱。

好人有好报

现在魏从成的大家庭也不错，至于他自己的小家庭，更是和谐美满。感恩的家风在孩子的身上一直传承着，每个孩子回家时，晚上都坚持给父母洗脚。

魏从成对中医的执着与热爱，也给他带来了很多成就。他多次到中国中医科学院参加学习，获得过"最美乡村医生"、县级"劳模"、"安徽省乡村医生"等称号。

除了临床，魏从成平时也在不断学习。最近他还在杂志上发表了《对中医的认识、实践及展望》的文章，文中他对我国中医的发源、发展、临床实践，中药的治疗作用，中药的性能等方面进行了研究与总结，并指出中医人应该努力做好"古为今用"，用西医学先进技术诊断疾病，科学合理地用中药治理疾病。

安徽省太和县人民政府吴长海曾评价："魏从成同志真可谓是乡村医生的典范。他有理想，有追求，他凭着一种执着，达到了较高的医术；他关注百姓疾苦，不计个人得失，在他身上，凝聚着我们中华民族的传统美德；他为学校捐款捐物，他为乡里修路造福，他在以实际行动体现着人生的意义和价值。"

一直幸福下去

2018 年，魏从成和妻子来北京学习，因为我是班主任，所以跟他又有机会相聚。近距离交流的时候，我发现他脸上和头顶有很多白癜风。一打听才知道是压力和辛苦所致。我还开玩笑地说："你有什么压力呀，家里这么幸福。"

后来我才知道，他每天都需要很早起来，给老家的父亲治病，然后赶回自己的诊所给患者看病。他每天几乎都是透支身体，长久下来，让白癜风有了可乘之机。

临别那天下午，我一个人待在屋里，我想对他说："老魏，好好照顾自己，后面的日子有好多福等着你享呢。"

我想着想着，然后转过头去望着窗外，那是我老家的方向，那也是基层的方向，希望老魏这样的医生们一直幸福下去。

这个故事要讲述一个在榕城（福建）的女子，我们就称之为"英子"吧。

一个文艺气息很浓厚的女子

"唉！时光飞逝啊！"英子笑呵呵地感慨。

她能唱的歌好多，比如《走进新时代》《春天的故事》《小河淌水》《天路》《青藏高原》《鸿雁》等。

这些歌可以看出她大概的年纪。英子告诉我，像《康定情歌》之类的歌曲，她还经常被人叫去对唱。高中那会儿，英子参加了合唱团，主要唱高音。大学时，她担任校文艺部部长。再到后来，英子开了个音乐培训学校，由她姐专门负责。她姐是厦大音乐系毕业的，目前是一位中学的老师。

"原来我主要唱高音，现在只能唱些抒情的了。哎，老了老了！"英子半开玩笑地感慨。仿佛唱歌这事情，已经离她很久远了。

钟爱文字

英子的兴趣比较广泛，除了唱歌，她在学校当过文学社副社长，毕业后又干过一年多记者，所以对文字很有感觉。除了细腻温柔的一面，还会写一些比较硬朗的文字。

中秋缘

八月十五话中秋，秋实菊黄露水浓。

浓厚亲情九州盛，盛世华夏中华愿。

愿吾炎黄子孙辈，辈出精英盛中华。

华夏开出团圆花，花好月圆人长久。

英子于榕城

2018 年 9 月 24 日

祖孙四代，一半医生，一半老师

英子回忆，爷爷和爷爷的爸爸，都是中医。英子的妈妈是妇产科大夫，父亲是内科和儿科大夫，弟弟是中西医结合科大夫，弟媳是妇产科大夫。除了这些人，其他的家人都从事了教师的行业。

从药店转型到诊所

英子的诊所是"非典"时期开的。英子还是一直拼命干着活，别的诊所晚上关门了，她的诊所却二十四小时都开着。但她心里却没着落。因为她能感觉到父亲、母亲每天过得很累，只是他们不说，那会儿，英子的母亲腰椎间盘突出，经常疼。

2014 年春节，英子回福州，路上发现开发区新建得特别好。敏锐的英子感觉到这里未来的发展一定会很好。于是，她跟老师打听了一下信息，很快就在那边买了套房。

2015 年 8 月 15 号，英子在福州的社区卫生服务站开业了。在福建，商业是很实在的，英子的身上就体现出很多务实的性格。

早在 2015 年，英子的诊所取得了全国第一届中医药特色先进单位的牌子，这个牌子需要每五年复评一次。所以她感觉压力很大，任务很重。

整理复评材料那会儿，她一个人坐在电脑面前，望着屏幕，感觉脑子木木的。很多如英子一样的基层医生，为了开好诊所，付出的艰辛是别人很难体会到的。

定居福州

第一家门诊准备开业的时候，英子的实习带教老师借了 15 万给她。

英子狠下心，发誓一定要努力赚钱还债。后来，债还了，利息也给了。英子母亲觉得老师人很好，还债的同时，母亲把她也一块给"还"过去了。然后，两人就在一起了。

那几年，英子在深圳、福州两边来回跑，深圳赚的钱拿来贴补福州的亏损。2019 年 6 月 18 日，她和另一半去领了结婚证。要在福州定居，她只好把深圳门诊卖掉，然后把自己的亲人、丈夫那边的直系亲属全部安顿在了福州。

英子讲着自己的经历时，觉得生活就像放电影一样，十多年一转眼就过了，人也慢慢老了，所有的经历却仿佛就在眼前。

英子目前一共有三家门诊，除此之外，她还有一个工作室，因为带过大团队，现在三个诊所的五十多名医生，英子自然也能管理得过来。

跟英子交流的时候，她说了一句让我印象很深的话："我们每个人都需要先学习成长，站稳了，才能跑。"

一天，很晚了。所有的员工都休息了，英子自己忙了一整天，才下班。那天是国庆，她回家看到桌上的石上蒲，写道：

蒲上团圆迎中秋，水中有石庆国庆。

满腔思愁无处藏，深夜觅得知音归。

希望所有像英子一样勇敢、能干的基层医生们，都能靠自己的双手闯出一片广阔的天地。

回头是归途

学习中医，对陈安妮来说，是一种非常奇妙的缘分。

从小在药房玩大的孩子

安妮是个从小在药房玩大的孩子。她经常一边看药房那些高高低低的木抽屉，里头的各种中药材，一边听爷爷讲太爷的传奇故事。

安妮爷爷嘴里说的太爷是一个多才多艺的男人，一米八的个头，英俊潇洒，写得一手好字，画得一手好画，还会精湛的银匠手艺。但最让人称道的当是他治疗跌打损伤的绝技。远近乡里，都知道这位老中医。她家里至今还保留着太爷当年手写的秘方，以及太爷经常阅读的老书籍。

安妮的爸爸陈瑞统也是从小深受太爷的影响，5岁就被太爷叫着背汤头歌。多年后，她爸爸讲起往事，觉得这段经历确实在他心里播下了中医的种子。

打记事起，安妮就觉得爸爸每天都非常忙。据乡邻说，80%左右的德化人当年都找过安妮爸爸看病。她那会儿对"80%"没概念，只知道自己班上几乎每位同学，都找爸爸看过病，这点让安妮十分自豪。每次放学回家，她想进屋，就需要很费力才能穿过挤在自家诊所的患者。德化的冬天非常冷，深更半夜，只要接到电话，安妮爸爸就背着出诊箱，踩着自行车去帮助急症患者。

安妮爸爸平时十分注重与患者沟通。患者初来时，心中通常都很忐忑。安妮爸爸经常宽慰他们："都是小问题啦，很容易就能处理好，不要有什么心理负担。"安妮长大后了解到，很多乡亲之所以喜欢找她爸爸看病，主要是因为一进去他们家诊所，心里就感觉到安心踏实。

安妮爸爸的治疗理念，也深深地影响着安妮。安妮爸爸常讲："治病，要考虑到患者的感受，要考虑他们的经济负担，所以，能吃药绝对不打针，能打针绝对不打点滴。如果一剂就能解决问题，就不要用两剂。可以在饮食护理上给他们更多建议，用最少的钱，解决最大的问题。"

走自己的路

虽然爸爸是安妮心中的英雄，但是小时候安妮并没有想成为他这样的人。安妮就希望自己长大成为一个老师。安妮初中时，爸爸曾经建议她读个口腔专业。安妮当时一口回绝了，她要准备考大学，她有自己的大学梦，她想出去看看外面的世界。

勇敢走向"回头路"

改变是从安妮的第一个孩子出生时开始。

初为人母，安妮有一些慌张，但是从小受父亲的影响，她发现受益不少。孩子每次生病，爸爸都可以隔空指导安妮如何处理。为了更好地养育孩子，安妮平时也会听一些中医养生音频，看《黄帝内经》之类的中医经典。安妮说，自己这个初衷非常简单，就是为了更好地照顾家人和孩子。

后来，发生了两件事让安妮下定决心要系统学习中医。

一是因为安妮的老二生病时什么药也不肯吃，这真是让人束手无策。安妮爸爸开始寻找可以不用口服药的治疗方式。最后，瞄准了中药穴位贴敷。半年之后，安妮爸爸惊喜地发现，很多儿科常见病利用外治法都得到了令人满意的疗效。于是安妮开始对老祖宗的医学产生了浓厚的兴趣。

第二件事是几年前冬天的一个夜晚，安妮爸爸突然发现安妮爷爷说话不太利索，于是判断是脑部语言区出血了，立马给做了紧急处理和治疗。安妮爷爷仅卧床休息了两个月后，就恢复了健康。

安妮想着爸爸这么多年来，一人承担起家族的责任，还担起了守护一方的责任。从那时起，当年拒绝学医的安妮，突然想要分担一些父亲肩上的担子。

安妮爸爸是一个非常开明的人，从来不强迫安妮做不喜欢的事。从小到大，所有的人生大事，都是她自己做决定。这一次，已经而立之年的她，执拗地决定要系统学习中医，安妮爸爸和家人都给了她全力的支持。

回头路，曲折路

对于半路出家的中医爱好者，前路注定是充满坎坷的。学医本就门槛高，又需要长久的磨砺。安妮在学习的过程中，经常能听到很多人为她惋惜，他们觉得当年如果听大人的话，去上个卫校或者医专，现在估计已经是一名医生了，每次听到这样的惋惜，安妮就微微一笑。

安妮觉得青春无悔。当有一天已老去，自己可以跟孙子们讲讲当年作为一个"斜杠青年"的故事，那应该也很"酷"吧。

让患者安心，是一种幸福

这些年，安妮跟着爸爸学习常见病的治疗和调理，收获颇丰。

安妮发现，帮助别人更多的不是成就感，而是令人长舒一口气的、轻松的幸福感。

在孩子生病时，许多父母十分焦虑，会和安妮倾诉。已为人母的安妮，也曾经历过这些，所以更能从母亲的角度去疏导他们。

安妮爸爸教导安妮，要注重"话疗"。无论多忙，都不要忘记给患者做详细的医嘱，别因为某个细节没有交代清楚，耽误孩子们的恢复。所以这些年，安妮除了专业知识本身的学习，也不断地在思考护理方面的细节。在治疗过程中，医嘱越详细，患者就越安心。

网上开诊当助理

2020 年新冠疫情暴发，线上诊疗成为很多门诊的重要接诊方式。

其实，线上诊疗并没有那么容易，和传统的线下"望闻问切"不同，线上诊疗凭借的可能就是一张舌象图片，或者几段小视频，所以更需要有非常扎实的专业功底。

手机拍摄的照片可能存在色差，爸爸和安妮需要更有耐心地进行更详细地问诊，以准确地判断病情。安妮就更加迫切地跟着爸爸学习，积累更多的经验。

爸爸常说，看病不只是为了钱，线上诊疗的时候，安妮爸爸有时候不给人开药，只告诉家长如何观察和护理，鼓励孩子要靠自身抵抗疾病。爸爸的行为，也深深感染了安妮，大灾大难面前，更见医者的品格。

准备确有专长考试

目前，针对安妮这样的中医爱好者，有两种途径成为一名真正的执业医师：一是确有专长；二是中医师承。

2021年初，安妮已经通过了确有专长医师考试资格的审核，准备参与后期的确有专长笔试和实操考试。根据国家规定，她通过这门考试后，就可以根据申报的外治法，开展中医贴敷。安妮每天需要照顾家里的两个孩子，安排他们的学习、用餐、运动等。不照顾孩子的时候，需要经常作为诊所医生助理回复患者们的问题。尽管每天都忙得不可开交，但一有时间，安妮就翻开中医书学习。

2022年年底，她顺利通过了福建省的确有专长考试，但她的目标还远不止于此，下一步，她要备战执业医师考试。她说："不管结果如何，作为学医这条路上的小学生，只能说自己会继续努力走在这条路上。也希望我自己的孩子长大之后，也能有能力承担一份守护的责任。"

家风流长

我跟安妮的爸爸也认识，每次聊天，我都能明显受到他们家身上流露出的家风。那是一种平和与宁静的心态，是一种从容和淡泊的气质。透过安妮爸爸和她，我似乎更加理解了德化人，甚至整个福建人身上的那种底蕴和精神。

因和安妮互加了微信，我经常可以看到她微信朋友圈的一些动态：晒下和丈夫的幸福生活，或晒一下两个儿子的日常，或评论下病例，或感叹下生活。透过手机屏幕，能感受到她身上的善良和执着，坚毅和果敢。

衷心地祝愿她和她家的中医事业一帆风顺。

陈家有女，当是一家的好事；陈家为医，当是一方的喜事。

开一个百年的老诊所

微风拂过，厦门的空气里充满着大海的味道。在这个文艺气息很浓的城市，有的人疾步向前，追赶时光；有的人门口侧躺，喝茶乘凉……

城市的标签和符号，都是大印象、大描绘。在这些大线条下，市井小巷里头、车水马龙之间，每个人的生活才是城市的真实景象、具体表现。

走过思明区的文塔路，在停车场车杆抬起的瞬间，我有机会瞥到这个城市的另一番风景和另一拨人：厦门的诊所，以及厦门的医生。

最美好的时光，留在了抗争疾病

说起为什么会选择读医，黄种城满怀感慨。他把眼睛望向远处，仿佛所有的思绪又飘回到大学时光。

　　他选择读医，一是自己父亲生病了，有现实需要；二是爷爷奶奶经常在村里面用一些"土办法"给人治病，所以潜移默化地影响了他。

　　考上了大学，黄种城以为可以一心努力学习知识，但大三那年，大家都准备实习的时候，他却患了一场大病。

　　黄种城在学校附属医院住了一年，尽管医师尝试了各种治疗手段，但都没有从根上治愈。学校老师跟黄种城的爸爸妈妈讲：情况可能不乐观，治好的希望很渺茫。

　　他那时没法参加学校安排的实习，只能办理出院，回家休养。不实习，毕业也就必须得延期了。

思考

　　回到老家后，黄种城在医生的指导下吃一些中药。闲暇之余，还订阅一个叫《益寿文摘》的中医杂志。他在家重新操练起郭林导引。在家的那一年，黄种城的健康慢慢恢复了，于是他去家附近的一个二甲医院实习。

　　后来他通过助理医师考试。毕业后，他进入了一家当地的西医院。因为身体时好时坏，他平时就边工作边继续练习导引，每天泡脚并按揉穴位，研究一些中医知识，进行简单的食疗。慢慢地，黄种城的身体开始有所好转，精神也好很多。

住院治疗的经历和后面恢复的情况，让他从心里开始反思自己所学的专业，也开始关注中医。

从合伙到自己苦撑

去医院工作后，黄种城的生活开始稍微有点儿起色，毕竟有了一份属于自己的工资。但是那会儿需要给家里一部分，又加上女友家催婚，黄种城开始思考自己的未来将走向何处。他觉得应该走出医院，干一番属于自己的事业。

后来，他终于下定决心，开办自己的诊所，但是黄种城的启动资金不够，所以他找了表哥来合伙。

然而，他们的诊所开起来后效益很差，患者少，房租高，诊所经营困难。无奈之下，黄种城和表哥想把诊所转让出去。但好一阵子，也没有人肯接手。最后，表哥实在没法继续等下去，他最后决定自己接过来。之前合伙的那些钱，他答应表哥后面有起色了就还。

没有了合伙人，黄种城的压力更大了，他一边总结经验，一边鼓励自己，一定要撑下去，一定要干出属于自己的事业。

坚定选择中医

黄种城想起自己的专业和好不容易开起来的诊所，一番思想斗争后，他还是想着再咬牙坚持一下。

于是，黄种城开始寻找更多中医的方法。灌肠、火疗、拔罐等，他都开始认真研究学习。

后来，一次偶然机会，他接触到一个中医适宜技术的学习平台，有机会系统学习中医外治法。这一学，就坚持了 5 年。

建立自己的社群

黄种城的思路与时俱进。几年前，他就开始利用新媒体技术，运营自己的患者群了。

这几年，虽然不少基层医生都开始注重微信群的建立，但是很多群建好后发挥的功效不大。黄种城觉得如果是这样子，就没什么意义。所以从一开始，他就对微信群进行了明确的定位：一是要及时响应，二是要切实给患者解决问题。

明确了定位，他尽力每天都拿出一部分时间进行解答。遇到紧急的情况，他就放下手头的事情处理。同时，他自己关注一些官方的健康信息，定期分享给患者。目前，微信群已经建立了两个，每个群五百人左右。这些患者，都是黄种城的忠实"粉丝"。患者发现能从微信群进行咨询、获取健康知识和医生出诊信息，就很重视微信群的管理规则。遇到那些发段子的，有的人就站出来帮忙提示，尽量不发与健康无关的信息。

有一次出差，我发现他正隔着屏幕给患者提供咨询，后面还给患者说买哪几种药。人不在，事情一点儿不耽误。因为这个微信群，当地也多了一个可以互相交流、获取信息的平台。病友或者孩子家长，可以互相交流经验，增进感情。这样的微信群，其实就形成了他自己的一个线上社区。

珍惜自己的微信朋友圈

黄种城也很重视朋友圈，不能轻易乱发东西，每次推送的信息，他都会有所考量。他的朋友圈主要发几方面内容：①疾病相关的宣教知识；②回访得来的有效经验和病例；③个人出诊信息。他不会经常发朋友圈，只觉得有必要时才发。他不想让患者觉得烦，他一直都很珍惜朋友圈这个平台。

说起运营微信群和朋友圈的经验，他最大的感受是"真诚"。很多人想以此提高知名度，增加门诊量，提高收入。但他觉得，患者是很聪明的，特别是很多年轻的父母，他们获取渠道的方式很多，所以要想建立信任感，最好的方式不是诱导，而是真诚、客观。这几年，遇到流行病，他就在微信群发一些预防和治疗的注意事项，针对性地进行宣教。遇到正在患病的孩子，他会安慰孩子家长，先不用太急、太紧张，然后再教家长一些方法。患者发现黄种城这么为他们着想，都会很感激，也会对周围人传播。在基层，口碑很重要。所以他觉得不能耍小聪明，时间久了，再隐形的软广告，患者也会看出来破绽，所以真诚才是最好的方式。

回访是很重要的事情

黄种城一直坚持对患者回访这件事。

每次回访，黄种城都比较用心，在回访内容和信息记录方面很讲究，这就需要医生做好记录，每次跟进。根据不同症状的患者进行分类，记录、整理、归类。

回访的意义主要有两方面：一是增加与患者的感情，温暖患者；二是可以了解调理、治疗的效果如何。

历经磨砺，看尽人间百态

黄种城觉得，一个男人如果经历多了，会更懂得珍惜。近二十来年经历，他更了解自己的内心和优缺点。生活的磨炼，教会了他要怎么样做一个男人，怎样做一个丈夫，怎样做一个父亲，怎么样做一个医生。

随着影响力与日俱增，黄种城的诊所成为行业组织的观摩基地，省内各地区，甚至北方很多省市都有基层医生来此交流，跟他一起学习，一起抄方，取经学技术。他一点儿也不保留，知道的都分享出去。他总是以十分开放的心态跟同行交流、谈心。

四十多岁的他，虽然已经满头银发，却依然十分精神。他说，这个世界，已经给了他很多，现在已经没有太多的要求了，只希望后面的日子，帮助更多的人，让身边的人过得更好一些。

我知道，他的这份心意，因为来之不易，将行稳致远。

大风哥的神针

大风哥，是我给他起的名字，除了其身材高大，还因为其事业水起风生。

"江湖"的事，"江湖"的人

大风哥从小就不是一般人。

十几岁就去深圳闯荡。初入"江湖"，大风哥是在一个酒吧当服务生。酒吧服务生的经验只教会了大风哥比较娴熟的粤语和喝酒的技巧，他觉得自己再这么下去了，会耽误自己宝贵的青春。一个月黑风高的晚上，大风哥辞职了。他把眼光放到广袤的人生和广阔的大深圳。

那个时候，春天响了一声惊雷，大风哥觉得自己是时候深入"江湖"了。

后来，大风哥通过努力，获得了一个保健产品的地区销售的机会。业绩也非常不错。

然而，保健品市场并不稳定。大风哥在风云激荡的十来年，眼见自己"起高楼"，眼见自己"楼塌了"。其间，大风哥去过澳门，闯过广州，调研过香港，高光时刻，大风哥天天不醉不归；周转不开的时候，大风哥也睡过马路挨过冻挨过饿。

经历了人生浮沉，大风哥觉得是时候回归故里了。2010年，大风哥带着钞票和经验回到了老家的城市。

走向基层

凭借南下积累的经验，大风哥找到了一个药品的代理权。天生的交际能力，让大风哥在一年多时间里打造出一支很有力量的团队。然而，在搞实业的第三年，大风哥因为回款等因素，差点周转不开。

大风哥是讲义气的人，不到绝路，就不抛弃团队的兄弟们。熬过了多少个焦虑的夜晚，大风哥在绝境中寻找着希望。一次偶然的机会，大风哥开始关注基层医生和中药产品这两个名词，也就是从此，大风哥的事业慢慢有了转变。

神针的故事

几年之内，大风哥的事业开始逐步上升，财富也开始积累起来。

大风哥鼓励自己的团队成员，一定要努力学习专业，干一行像一行。

大风哥说干就是真干，学说就真学。他先把自己组织的活动里的针灸专家的课都学了个遍。经过很长时间的"浸泡"后，大风哥选了一个针法独到又通俗易懂的专家跟随学习。

得知专家经常开班授课，大风哥就花钱参加培训。专家的班开到哪里，大风哥就跟到哪里。专家看大风哥着实虔诚，也就多了些关照。大风哥心里着实佩服专家，想着找机会拜入专家师门，当个关门弟子。

大风哥学得很刻苦，白天学，晚上学，在会场学，出差也学。大风哥的针灸理论和针法进步神速。慢慢地，大风哥的名声不胫而走，其针效在学员们和一些乡镇流传开去。

因为老在乡村的诊所跑业务，与基层医生打交道，大风哥经常遇到一些家里困难的患者，他撸起袖子，一根小针，针到病去，让人拍案叫绝。

春去冬还，大风哥治疗的病和患者越来越多。除了自己的学术会议，还经常被别的省市请去授课。大风哥的传说，开始像大风一样刮了起来。听完大风哥的课，很多学员备受启发，学习热情空前，恨不得想高呼：神针！

大风哥觉得时机差不多成熟了，开始酝酿拜入专家门下。幸运的事，专家一直关注着大风哥，看到了这位晚生的努力和虔诚，也听说了大风哥把学到的针法在乡间造福老百姓的故事。一来二去，专家决定收大风哥为徒，以期将针法发扬光大。

针法自然

大风哥说，他的老师想做的事情是让本门针道简单明了，让针法自然直接，让更多不了解中医、不了解针灸的基层医生快速掌握本门的技术，为老百姓做实事。

大风哥有个理论："上对下，左对右，内对外，一切针法，九九归一，大同于自然。"所以，针灸的时候，有针用针，无针可用，手中的烟也可以治病。

大风哥还有一个很厉害的地方是能把道理讲得通俗易懂。

后来，我学习中医较深入后，发现大风哥的一些观念其实跟课本提倡的思路比较一致，但因为基层医生一直缺少学习的机会，所以大风哥的讲解，学员们听后感觉易于理解又实用。

大智若愚

据说，大风哥现在的业务做得很好，得到了很多医生的认可。这五六年下来，大风哥讲话的水平更高了，做课件和讲道理的水平也更高了。然而，不变的是，大风哥现在帮人施针，依然不收钱。

最后，尊称一声："大风哥！"

赵连国，东北汉子，因为跟我同为一个师门，所以我亲切地称他为"老赵"。

学医的初心

赵连国小的时候，有一位中医邻居。邻居每天抓药、做药丸的场景，深深吸引了他。加上大爷和哥哥也是学医的，赵连国从小就产生了学医的想法。父母觉得医生很受人尊重，所以很是支持。高考填志愿，他很自然地填了自己心仪的学校。

刚开始学医的时候，他感觉中医还是挺难学的。临证时经常不知所措，所以就只能多读书，从古人和医案里面积累经验。慢慢地，一些乡邻开始找赵连国看病，他已经能够有把握拿得住了。老乡都很朴实，看好病，老乡就会很感激，而每当治好了患者，他心里也十分有成就感和幸福感。赵连国学医的初心也是要给患者减轻痛苦，造福百姓。每次看着患者们的病好转了，他心里由衷感到自豪。

从医生到讲名

赵连国的爱人也是医生，二人一直合力经营者自己的诊所。但是，这四五年，他逐步把自己从诊所中抽离出来，到全国讲课了，讲课的内容涉及舌诊、贴敷、常见病治疗等领域。

几年下来，赵连国的足迹从乡镇诊所，到县城、市里。讲台也从乡镇延伸到一些省的中医药大学，以及中国中医科学院、北京中医药大学、海南省博鳌亚洲论坛。

赵连国最远的讲台，到过英国。2016 年，他跟随师父和一些国内优秀医师，参与英国中医药学会组织的中医药高峰论坛，那次讲课十分成功，他展示了独特的针法，很多英国的医师们都来围观。后来，赵连国多次走进英国牛津大学，与英国和国内同仁交流适宜技术，好评不断。

讲课就要讲干货

在基层讲课，必须要了解基层医生的需求和心理。赵连国自己就是个基层医生，所以对于基层医生的需求和情况把握得比较准确。

基层医生出来一趟不容易。来听课很想尽力多学一些实用的干货，提升自己临床能力的知识和经验。所以赵连国对自己授课提了一些要求：少讲废话，多讲有用的话；少讲晦涩的内容，多讲自己吃透消化后的话；少讲没有经验的事，多讲自己已有临床实践的经验。

目前，赵连国的讲课水平得到了很大的提升，听他讲课的学员越来越多。从自己诊所治病到省外诊所带教，他的中医路走得稳健而精彩。

我想，有一天赵连国还会回到自己的诊所的。当他静静地给乡邻把脉的时候，眼里装的是全国的诊所和学员，心里装的是那份学子初心和纯粹的悬壶济世梦。

优秀的党员村医

医生是修复生命的"工匠"，哪怕是再小的疾病，也要谨小慎微，用心求证，以免误诊。一名优秀的医者，应该致力于人类健康事业，执着于工作上的精雕细琢、精益求精；努力于技能的提升，知识的增强。今年65岁的辽宁省优秀乡村医生李华，就是这样一位受到群众认可和尊重的仁医。

治疗疑难杂症的专家

李华，女，1956年生，中国共产党党员，毕业于辽宁省沈阳市苏家屯区卫校，1977年开始从医，是辽宁省沈阳市的一名村医。

李华行医至今已有40余年，除了擅长治疗基层常见病，还擅长治疗一些疑难杂症，比如4S病毒性皮肤病、先天性脐尿管未闭、成人尿闭症、小儿支原体感染等。

2016年，一位家长带着5岁的小男孩前来就诊，家长说孩子总是口渴难耐，每次摄入量能达到500mL，不停地喝水，不停地小便，这样的症状持续了半年多。李华用中药穴位贴敷疗法加中药汤剂治疗，患者竟奇迹般地被治愈了。

2018年一对夫妇抱着5个月大的婴儿前来就诊，婴儿患有先天性脐尿管未闭，腹部包块直径10cm左右，家长觉得孩子太小不想手术。李华在询问和查看了孩子身体患病情况后，决定采用中药穴位贴敷疗法进行治疗，慢慢孩子的病情开始改善，在李华20多天精心治疗下，患儿完全康复了。

还有一个3岁的男孩，因肺炎高烧三四天，家里人想带孩子上医院去输液。但孩子的母亲不愿意。经过仔细诊断，李华采用中医外治法进行了治疗，两天后孩子就退烧了，一周后肺炎彻底好了。

李华习惯性地把每位患者当作自己的亲人，因此也获得了患者的信任。2021年过年时，李华回家了，诊所歇业了几天。回来后，她发现诊所门上贴了一副对联，听说是一位患者为表示感谢给贴的。这样的举动让她心里特别温暖。她觉得自己还可以做得更好，帮助身边更多的乡亲们。

党员的初心

杨阳记得小时候母亲经常说的一句话就是："妈妈是一名医生，是一名党员，党员要舍小家为大家，医生要多帮助患者。"

现在的杨阳已经长大了，也理解了母亲的职业。在李华的影响下，杨阳也成了一名优秀的基层医生。现在，她把母亲当作榜样，也要像母亲一样热爱自己的工作，为当地人多做点事情。

如今，李华成了远近闻名的医生，许多外地的患者都来找她看病。虽然名气大了，她初心不改，十里八村的乡亲们不管谁家的得了病，她都会立刻背上药箱急忙赶过去。她常说，患者的康复是我最大的心愿。40多年来她一直站在基层医疗卫生工作的第一线，尽自己最大的能力使乡亲们有病投对医，有病吃对药，用医术战胜病魔，用仁心服务百姓，永远保持着共产党员的本色。

　　柏卫华，1976 年 12 月出生在一个农民家庭。
从小什么活都干过也非常热爱学习。

　　1994 年 9 月，柏卫华考上了安徽江淮卫生学校。
他明白自己不是那种先天就很聪明的人，只能通过后
天的勤奋来弥补，所以在学校里他不放过任何学习的
机会，总觉得要学的东西太多。1997 年毕业后，他
被分配到江苏省盐城市解放北路内科门诊部，他每天
早上 8 点钟上班，晚上 12 点左右才下班，一干就是
20 多年。

感受中医

　　柏卫华是学西医出身的，接触到中医，纯属偶
然。像周围很多搞西医的同事一样，他开始对中医

持怀疑态度，他想：拿个中药贴在身上一弄就能有疗效？怀疑归怀疑，但是柏卫华还是耐着性子听了一位中医老师的讲课。

事情也巧，没过几天，诊所来了个疱疹性咽峡炎的孩子，家长说孩子四天来热度不退、哭闹不止，大便一直没解。于是柏卫华用那位中医老师教授的引火下行、通腑泻热的方法。

第二天，孩子来到诊所，抱着一瓶酸牛奶喝。柏卫华想这孩子满嘴的溃疡，喝酸奶不得疼得更厉害呀？孩子家长开口了："柏医生，你真厉害，昨天那个中药一用，今天孩子就不哭闹了，也肯吃东西了，简直太神奇啦！"

柏卫华很是震惊，第一次被中医药折服。据他回忆，那会儿感觉眼前有一束强光指引着他，要不断地去探索中医。

秉灯夜读

从感兴趣到深入挖掘，柏卫华觉得中医药太博大精深了，自己要学的知识太多了。他仿佛回到了学生时代，拿出了那种刻苦钻研的劲头，利用一切空闲的时间来学习。他爱人因为心疼他休息时间太少，跟他吵了好多次架。他为了不影响家人休息，就去阳台看书。那盏小灯经常陪着他到凌晨两三

114

点，有时候实在太困，他就揉揉眼睛，打个哈欠，继续埋头看书。

柏卫华意识到学中医要从基础理论开始学，要有整体观念和懂辨证施治。万丈高楼平地起，先要打好地基，才能使高楼稳固。他说："中医药文化知识博大精深，凭一己之力，几年学下来，也只是摸索到一些皮毛。中医是一门传承的学术，要学习前人的经验、诊断思路、经典方药。我希望能和同行多交流，向老师多学习，提高自己的学习效率和临床应用有效率。"

孩子的选择

柏卫华的大女儿经常待在门诊，耳濡目染之下，逐渐对中医产生了兴趣。大女儿很喜欢思考，经常问柏卫华一些诊疗原理和思路。

一晃几年过去了，一天，大女儿拿着录取通知书给柏卫华，说她考上了山东省泰安市中西医结合大学了。那一天，柏卫华感觉孩子长大了。同时，他也感到自己肩上的担子也更重了，觉得要更加努力学习，把中医传承给下一代。

其实，我跟柏医生平时在一些学术会议见过多次，但是直接交流机会很少。为了了解他，我通过他熟悉的人打听了不少故事。在他看到我写的一些文字后，我们之间的交流才多了一些。有一次，他详情地跟我说："是的，中医药发展，需要太多的人一起努力，一起传承，一起创新，一起发展。"

从美国到基层中医药

出生在咸阳市区，在农村生活过几年，后来又去了美国密苏里州，最后选择了回到中国，做起推动基层中医药的工作。

在美国兼职送外卖

密苏里州是美国的第 24 个州，是美国著名作家马克吐温的故乡。2009 年，王博在这里所修的是大众传媒公共关系专业，这为他日后回国宣传中医药的工作打下了基础。

尽管家里条件很好，但他还是想通过自己的双手证明自己。所以，学习期间，他兼职去送外卖。因为点外卖的人涉及各个行业，他也有机会接触各行业的人。大家对外卖员的态度，让他更加深入地体验了美国的社会状态，也增加了他对人的认识。这为他未来从事销售工作和与基层医生打交道都做了积累，这份工作也让他体验了很多基层老百姓的辛苦和不易。

看过世界的人

只有看过了世界，才能更好地理解这个世界。去美国，他给自己定了一个目标：长见识、开眼界。所以，他走了很多地方。从东海岸自驾到西海岸，从纽约到洛杉矶，从旧金山到芝加哥，从大峡谷、羚羊谷到科罗拉多河的马蹄弯，从拱门国家公园到在黄石公园完成毕业旅行，他用自己的足迹丈量了这个世界。

选择回国

2014 年大学毕业后，他踏上了回国的飞机。

回国后，他的第一想法是要去北京闯一闯。其实，他一直比较喜欢北京，喜欢这个城市的气质，感觉北京和西安很像，古朴有历史，给他一种熟悉又前卫的感觉。当时的很多人都有北漂的想法，他也是这么计划的。他畅想着靠自己的能力，在传媒或者互联网行业，积累一些工作经验和资源。但最后因为各种原因，他最终还是没有能实现"北漂"的想法。这也成了他多年的遗憾。

从事中医药

因为爷爷是老中医，王博从小闻着中药味儿长大。儿时，他家里有种植过药材，不够用后他也陪着家人去买过药材，后来，家里又有人从事中医药制药工作。现在，他自己也在践行着中医药的推广工作，这是一种缘分，也是他从懵懂到知道、到爱上中医药的过程。

王博喜欢传统的东西，觉得传播中医本来就是在传播传统文化。在美国学习期间，他看到了针灸在美国社会的广泛运用，他更加深刻地认识到中医药具有很大的传播价值。不管从国家还是企业的角度，他觉得对外传播和交流，中医都应该是一个比较好的方向。所以他努力通过学习知识和技术，让更多人能有机会去了解中医，从而去了解中国的文化。

然而，直接把王博拉回到中医药领域的是他的家人。他父亲从小在农村长大，后来当了兵，部队转业后从事了药品行业。因为父亲本来对于中医药就有比较深的情结，一直希望他也能从事中医药工作。

从基层工作干起

要干就从最基层干起。既然当不了"北漂"

了，王博就打算就从最基层"漂"起。以他的性格，基层是更适合的——他想以自己的方式，去尝试。他愿意吃这个苦，愿意去突破。他喜欢想从零开始做起，一步一个脚印，做出属于自己的成绩。

一壶酒，打开局面

为了更好地做好工作，王博心一横，把自己"清空"，他告诉自己：既然要干，就要干的漂漂亮亮。

刚开始的工作，他在一个部门当助理，为了快速推动工作，了解基层中医药发展情况，他需要去往全国各省的城市的乡镇。一次到了山东，当天会后大家聚餐，为了拉进和大家的距离，他跟着当地负责人一起去敬酒。山东人好客有一桌客人过来敬酒，碰巧他的酒刚倒满，估计得有三两多。他想都没想举起了杯子，一抬头，一杯酒下到肚里，大家一看，这西北小伙酒量惊人呀，都很服气。

那一杯酒，产生了很多效果，让很多人对他刮目相看，觉得这小伙豪爽，为他后面的工作打开了很好的局面。

刚开始那一年，忙的时候，他曾经 7 天跑过 11 个城市，也曾用 6 天跑完了整个湖南省。还有一次，他头一晚还在另一个省，因会议太密集，去机场没赶上飞机，只能马不停蹄地就跑去火车站，结果当天高铁动车都也没有了。一圈折腾下来，他一夜没睡。后来只能坐绿皮火车早上六点钟到了目的地，然后八点钟就到了会场参会。

静下来，深度思考

疫情对于每一个人，每个行业，都或多或少造成一些影响。对于王博而言，其工作和心态都有了一些变化。

2020年后大众对于中医药的认识越来越深刻，社会对于中医药的重视越来越高。疫情期间，中医药的疗效也是得到了很多认可，这给了他的团队更坚定的信心。他想通过努力，让更多人去了解中医药的魅力和疗效，让中医药在基层扎根。

因为出差少了，他有时间静下来，重新审视自己的生活，重新思考工作的方向和价值。从留学回国，他一直希望能找到一份有意义、有价值的工作，现在看来，他选得很对，他要把传播中医药文化这事一直做下去。

永恒未来

"永恒未来"是王博的微信昵称。从咸阳到密苏里州，从陕西再到全国各乡镇，他的脚步一直没有停歇。正如他经常在讲的那句话："若要前行，就要离开你现在停留的地方。"未来，他还有很多路要走，万水千山以后，依然还有很多远方，唯一永恒的，就是不断前行的力量。

如今，他经常在飞机上，靠着窗户，看着那万里白云，想着自己的下一站，心里平添很多满足，那种充实和暖意，好似这人间的宁静，四海的温柔。

位于广西贵港市的平南县，古称龚州，置县已近 1700 年，位于广西东南部，贵港市东北部，西江流域上游。接下来，要讲一个从平南县安怀乡走出来的基层医生的故事。

从镇医院到自己单干

1997 年，毕业后的侯汉仲回到乡镇卫生院工作。

一天，一位村民建议侯汉仲考虑一个想法：能否去山里面开诊所？村民认为他技术又好，爱人又是护士，在镇医院干了十多年，经验很丰富，如果能去山里面开诊所，大家看病就方便了，大伙就有福了。

考虑到乡里的村民大都是空巢老人、留守儿童，他们一走，有个急病，确实很不方便。经过多次思想斗争后，侯汉仲和爱人终于下定决心了。2001年，侯汉仲从乡镇卫生院辞职，在老家安怀乡扶兰村开了自己的诊所。

在村里白手起家

比起镇医院，单干其实更不容易。乡里山路多，一下雨，鞋子上都是泥巴。

一天半夜了，一个在外地打工的老乡打电话来，特别着急地说："我妈病得严重，能不能去家里帮忙看一下。"侯汉仲很理解在外打工人的担忧，就赶紧摸黑去了老乡家。一番检查后，他给那位老乡的妈妈吊瓶输液，等输完后才离开。

还有一天，大风大雨，侯汉仲骑车去给人看病，中途车倒了，没法用，他自己也受了严重的伤。他怕老乡着急，就自己忍着痛，给人家治完。

不舍地离开，去县城打拼

2008年8月，侯汉仲和爱人在多次商量后，离开了村里，在平南县平南街道古龙街开了一个诊所。

这个决定很难做，一边是自己放心不下的村里诊所和乡亲，一边是自己和家人的未来发展。那几年，村里的人更少了，打工的挣了钱，也把孩子、老人都接到了城里。考虑到自己家的处境，侯汉仲的诊所也需要有所发展，同时，也需要给爱人和孩子创造更好的条件，他们商量了好几年后，终于下定了决心。然而，在城里开诊所，压力也是很大的。

幸福的家庭

侯汉仲是幸运的。工作和家庭，都有一个贤内助。做公共卫生那会儿，学生打预防针，幼儿园、小学孩子的体检，都是爱人江凤在帮忙。

侯汉仲有两个孩子，一儿一女。因为他和妻子很忙，孩子只能自己吃饭，自己写作业。孩子从小就懂事，后来都很争气，考上了大学。

不断提升自我

侯汉仲这几年对中医有了较为深入的认识。现在，他拜广西的一位老中医为师。这位老师很严格，侯汉仲经常晚上得赶作业，很晚才能睡。除了线下课，老师还安排他线上听课，跟着实习，不允许学生拜师就是走个过场。此外，侯汉仲还在广西中医学院参加西学中培训班，在广西钦州参加经方学习。

侯汉仲爱人看他每天都熬夜学习，特别心疼，她能做的，就是多分担一些家里的事情。

本不善言辞的侯汉仲，经过这几年努力，现在经常上台分享自己的中医临床经验。他说："一个基层医生，能做的事情不多，要做就要做好。"

空山待人归

2022年4月，侯汉仲和爱人回老家安怀乡扶兰村。村里山很多，早上空气好得让人沉醉。

那天，他们给我拍了一段视频，我点开视频，手机传来的全是鸟叫的声音，远处，一排高山上，一排风力发电机正在忙碌着。

侯汉仲对爱人说："以后，我要回这里养老咯。"

写到这里，基层医生的故事部分就告一段落了。

不过，我还在不断地收集其他基层医生的故事，有的来自见面的聊天，有的来自正式的采访，有的来自微信的留言，有的来自旁人的讲述。不管何种方式，我都要继续听，继续写，继续讲这些故事。

在基层医生平凡的每一个日子里，都包含着不一般的"大事业"。虽然每天很忙碌，很辛苦，但他们依然坚守在自己的岗位上。当然，也有的人选择了转行，从医生变成销售，从医生变成老师等。不管作何选择，都是可以理解的，也是值得尊重的。希望他们可以在自己的岗位上，直接或者间接为身边的人带去健康。

下篇

如何成为一名优秀的基层医生

最近 7 年，我一直在思考基层医生方方面面的问题。我曾经一口气列出了几十个问题，每一个都不能以几句话轻易作答，部分问题列举如下。

1. 诊所的运营和管理应该注意哪些方面？

2. 开诊所的基层医生，未来发展方向为何？与公立医院如何紧密合作？

3. 一线城市的中医诊所与二三线城市比较，各有哪些特色？

4. 基层医生与乡镇卫生院如何协同发展？

5.《中华人民共和国中医药法》对基层诊所的发展有哪些影响？

6. 哪些种类的中医适宜技术可以"落户"基层？

7. 基层医生的定位是不是都是全科医生？

这些问题，其实并不好作答。但我能强烈地感觉到，基层医生的课题，值得社会深度关注和研究，所以，在本书的下篇，我把很多问题进行了归结，最后主题就是：如何成为一名优秀的基层医生。

获取中医执业资格的方法

基层医生经常问一些关于如何获得中医执业资格相关的问题，现结合个人经历和思考，谈一些看法，供基层医生参考。

一、有哪些途径可以获得中医执业资格

除了通过读大学本科获得医学学位，考取执业医师资格证外，还有两种方式：

1. 传统师承，根据"52 号令"、"15 号令"规定，从事 3 年（有的省市已经废除）或者 5 年跟师学习，考取证书。

2. 通过参加确有专长考试，获得中医专长执业资格证书。

二、师承好还是确有专长好

答：个人感觉，目前传统师承方式可操作性更强。

1. 流程对比

师承需要严格的跟师时间记录、理论学习、实操记录，还需要整理很多病例，这些病例都需要真实记录，还需要指导老师签字，学习时间大部分是5年（北京目前保留3年和5年两种），再加上考取传统医学师承出师证书，一年医疗机构实习才能考助理医师，再过5年才能考执业医师，跨度比较长。而确有专长，一般5年（需要整理很多材料证明），取得证书后可以开诊所、行医。

2. 难度对比

国家给予社会上家传或者一些确有专长本领的人获得从业资格的渠道，目前有几个点，"掐住了"报考人的"脖子"，相比之下，"确有专长"更难一些。具体从报名难度和考试难度方面分析。

（1）报名方面。确有专长考试的报名在一些地方要比师承困难，目前各省市的报名通过率很低，有的地区甚至是特别低。这里面有几个因素：一是对报考者素质的要求。一些报考者提交的资料不充分，要么难以证明确有专长，要么对于理论总结、技术亮点和传承情况等无法充分证明，要么病例因为之前没有注重收集，只能临时"加工"拼凑，导致审核者实在很难让这种水平的申报资料通过。二是报考者需要两位医生推荐，存在一定困难，具体如下：①推荐医生内心"不敢"或者"不愿意"。因为一旦被推荐人资料存在真实性问题，被发现、证实后，推荐人面临的后果很严重。因此，出于自身考虑，医生们不会轻易推荐。②很多报考人平时没有机会接触或者认识合适的医生。

（2）考试内容方面。一些地方的确有专长是不考理论，直接考核实操。但为了能考核出报考人真正的特色和水平，考核方法有些难度。对比师承考生，不少省市的考核内容与助理医师考试类似，提供了一些复习参考的方向。当然，师承要考理论和实操，这点对于中医基础知识较弱的人来说难度较大。所以，这个需要提前评估一下自己的实际情况。

3. 执业范围对比

传统师承考试通过后，可以看的病范围更广。所以师承考试后，去报考助理、执业医师考试，最后执业范围就很广了。

而确有专长，好处在于时间相对短，通过了考试，直接就可以开诊所，可以行医。不利在于，所申请考核的"专长"范围被直接限定了。如要彻底解决问题，还是需要去报考执业医师。

制定自己的五年计划

当前，基层医生迎来了发展重要机遇，国家政策大力支持，社会关注度不断提升，这样的好势头，基层医生更需要尽快做好规划，着眼未来。

如何制定五年规划

基层医生可以从以下几个方面着手，制定自己五年规划。

1. 提升技术

建议基层医生在 5 年之内，掌握 1 ～ 3 项中医药适宜技术，每一样都可以精益求精，当作未来生存的本领。利用中医适宜技术绿色安全的方法，影响百姓就医习惯和理念，积累患者群，提升群众口碑，实现诊所转型。

2.学习法规

基层医生应该多了解、学习医疗政策和法规。如《中华人民共和国中医药法》《中医诊所备案管理暂行办法》《中医医术确有专长人员医师资格考核注册管理暂行办法》，以及各省的具体管理办法等。

还可以登陆国家卫健委、国家中医药管理局、地方卫健委、地方中医药管理局；行业学会、协会，地方学会、协会等网站、微信公众号，了解最新动态和政策。

3.解决资质

现在很多西医的基层医生想通过确有专长或者传统师承方式进行拿证，不过难度很大，耗时较多。基层医生可以报一些培训班进行尝试，但要警惕一些"包过、包拿证"的培训，建议看到"包过"直接绕行。

4.打造品牌

把"技术好""有特色""医德好"等标签。贴到基层医生自己身上或者诊所牌子上，都需要时间沉淀。可以提前把这些当作目标，然后用5年的时间分步实施。技术，可以用有效、实惠的；特色，可以引进一些当地较少的方法、设备等；医德，可以靠口碑、锦旗等。

5.开阔视野

现在，很多基层医生都有长见识的机会。建议用 5 年时间，开阔自己的视野。

（1）医学知识。医学在不断发展，所以临床知识也需要更新，经验也需要融入新感悟，借助当地或者外出的机会，更新自己的医学知识，不落伍。

（2）技术。5 年的时间足够基层医疗设备更新几次，所以医生的技术、诊所的设备都需要有所提升。这 5 年，可以多去看看优秀的、先进的诊所如何运营的。比如，引进挂号机，电脑开方系统或用平板电脑开方。

（3）人脉。除了要结交优秀同仁、大专家、管理者，还需要多见各领域的人，开阔自己的眼界。

6. 利用新技术

这几年"互联网＋"和人工智能在医疗行业的发展很迅速，基层医疗也受到很大影响。现在一些有条件的诊所，已经开始拥抱先进且高科技的医疗设备了。开方在云端，学习在云端，药品管理在云端，患者资料也在云端，E 诊所、云诊所等日趋完善、安全的系统，将深刻影响基层医生的日常诊疗行为。

期待，大家能够用 5 年，遇到新的自己。

诊所管理、运营的方法

近些年，个体诊所发展很快，诊所的管理和运营是基层医生十分关注的话题。

一、风险管理

风险管理的目的概括起来就是：不要出问题。

（一）医生方面

不大包大揽，不超营业范围看病，严格按照流程用药注射，规范操作，对患者要细心、耐心。

（二）诊所方面

及时清洁诊所，严格管理药品储存环境，有条件的设立诊所分区，并用指示牌标记，让患者感受到诊所的专业性。

（三）社会关系方面

平时要注意与监督管理部门、当地大医院建立联系，常往来，常交流。

（四）保险方面

增加保险意识，一定要尽力给自己和诊所进行投保。现在针对基层诊所、医馆的保险险种开始完善，基层医生可以有所选择。条件好一些的，可以选择在"保基本"的基础上，结合诊所发展的实际情况，增加一些险种。

二、诊所运营

（一）地理位置

如果是打算新开诊所，或重开、另开诊所，一定要作位置考量。

1. 靠近人口集中区域。 可以选择学校、大社区附近。我在湖南见过一个诊所，就在学校"里面"，它的优势在于儿科，所以学校、学生、周边的居民都能获益。

2. 和医院保持距离。 这里说的不光是"大医院"，有的专科医院、私立医院，在位置选择上可以和它们保持距离。

（二）医疗技术

不管是公立医院还是私立医院，不管是大医院还是小诊所，竞争的核心都是医生的技术，患者看重的关键点是疗效。除了疗效，别的事情都是辅助、帮衬。

因此，诊所的负责人最好自己就是技术水平过硬的人。之前基层常用的"三素一汤"的方法（抗生素、激素、维生素联合，加入葡萄糖注射液静脉给药），随着医学不断地发展，百姓健康意识的提升，已经不能完全适应今天患者的需求，基层医生应该在原来的传统诊疗方法上，多掌握一些创新、绿色、安全的技术提供给患者，比如针灸的新技术、贴敷的新方法等。诊所最好的品牌，是核心技术人员的专业特长和临床经验。

诊所里的其他技术人员，也需要多学习提高，可以给他们安排类似师承，也可以经常安排出去接受培训。有的诊所因为规模大，经常有年轻医生或者技师来，也有学到家的人走，人员流动性大。所以具有规模的诊所，还需要考虑技术人员的稳定性问题。

（三）服务态度

基层诊所服务态度的提升，建议从以下几方面着手。

1. 多一点耐心。我见过一个北京中医药大学的专家，对待患者总是特别谦逊温和、平易近人，说话很有耐心。患者一进诊室，就感觉很舒服，经过这专家的耐心问诊，患者又感觉很温暖，这样，患者碰到问题就愿意去找他。中医大夫轻言细语，三指头一搭脉，加上比较耐心地问诊，让患者很快能平静心情。所以，我觉得耐心的沟通，有利于改善医患关系。

2. 多鼓励。我观察过很多患者量大的基层医生，他们大多表现出一个共性：时常说鼓励、正能量的话。看到小孩子，会说："哇，这小孩真勇敢！"看到老人，会说："这段时间恢复得不错。"碰到中年妇女，就说："感觉你最近皮肤挺好的。"这让我想起医学界很有名的话："有时去治愈，常常去帮助，总是去安慰。"这种被鼓励、赞美会影响患者的状态，影响患者的情绪。

3. 多关心。基层的患者留守老人或者留守儿童居多，基层医生可以多关心他们，问问田里的庄稼长得怎么样。输液打针时问问：有没有感觉不舒服，有没有感觉胀痛，要不要调慢点；贴敷的时候，看看有没有发痒过敏现象；推拿的时候，问问轻重是否合适；艾灸的时候问问温度是否合适等，这些小细节都会让患者的心里感到很温暖。

（四）定价

基层医生应该试着了解、把握患者的心理。定价可以使用一些技巧。

1. 普通口服药，诊所和药店都有的常用药，便宜点。

2. 不常用的、少见的，合理利润。

3. 针灸推拿，可以偶尔免费回馈给患者。

4. 自己的"秘方"，合理利润。

（五）诊所环境

诊所要有自己的风格。让诊所"专业"起来，给诊所做基本分区，并设计风格：

1. 候诊区：轻松、简洁、大方。

2. 就诊区：庄严整洁、物品摆放有序。

3. 药房区：患者禁止入内，管理有序。

4. 无菌区：有明显标志。

5. 休息区：放点儿报纸、药品、技术介绍；有条件的放点儿书、植物等。

（六）诊所推广

推广分两个方面：一个是针对个人；另一个是针对诊所。前者是打造医生品牌，后者是打造诊所品牌。

1. 直接推广

（1）个人——公众号、微信群、朋友圈。这是目前诊所推广最短平快的方式，但这种方式比较适合年轻患者。

（2）资料——技术（贴敷、小针刀等特色）、药品等。现在一些医药企业会免费提供宣传资料贴在诊所墙上。除了药品，如果基层医生自己有比较好的技术，也可以自制资料粘贴或做点易拉宝之类的海报。

（3）照片——与大专家的合影，论坛、大会，外出学习、交流等照片，挂在诊所某个位置，方便大家了解你的经历，也了解你一直不断学习、提升技术。

（4）牌子——观摩基地、交流中心、示范基地、合作机构、基层名老中医药专家传承工作室等牌子。如果有机会参与这些评选，或者已经开展合作，可以在诊所悬挂这些牌子，提升诊所的品牌影响力。

（5）证书——荣誉证书、结业证、学习证书、参会证书等。这些是个人学术、技术被肯定和社会认可的证明。

2. 间接推广

（1）医疗界的"售后服务"——回访。回访的好处有：

①了解自己用药的效果和治疗方案的合理性。

②可以与患者的深度交流，增加患者信任度。

③老百姓的口碑是很好的宣传，有利于诊所发

展，梳理品牌。

④收集患者信息，这将有利于应急处理，防止意外，也有利于未来的健康档案的工作信息采集。但一定要做好保密工作。

（2）义诊。很多人都觉得，以后有钱了，有足够能力了再去做义诊。基层医生可以有意识地在一年或者一季度，组织或者参与一两次义诊活动，对当地百姓做点回馈。当然，在自己能力和精力范围内就好。

（七）特色门诊的打造

近几年，一些具有一定群众口碑、经济实力的诊所开始表现出较强的发展势头。在诊所发展的过程中，定位很重要，如何体现出差异化，打造自己的"特色"，可以试试以下具体措施：

1. 临床专科的建设。可以选择自己最擅长治疗的疾病，在此基础上，再往外拓展，形成特色专科。

2. 专家团队的建设。有条件和资源的基层诊所，可以试试邀请本地或外地专家，包括高校、医院，甚至北上广的名老专家，不必太多，根据诊所实际需要即可。有条件的，也可以建立长久、持续的出诊合作。

3. 员工文化的建设。注意诊所内的员工的管理，加强诊所文化、员工凝聚力等工作。诊所文化的建设包含三个核心要素：学习、严谨、仁爱。

4. 科技的运用。基层医生可以结合自己诊所的实际情况，考虑运用互联网和科技产品，引进挂号、等候通知、开方、远程诊疗等医疗设备，这将给患者带去不一样的就诊体验，也可以提高效率。

（八）做好一些"小事"

诊所的运营要做好一些"小事"。

1. 饮水机。如果日均门诊量较大，可以添置一台饮水机，供患者使用。一杯水的温暖，效果大到超乎想象。

2. 清洁卫生。建议诊所的地面每天至少拖一遍，桌子板凳擦一遍。舒适的环境，是诊所的加分项。

3. 增值项目。以患者的需求为目标，增加患者的"粘性"。比如排队等候的时候，利用推拿、针灸免费让患者体验，或者赠送成本不高但疗效不错的"耳豆"、养生药包、防蚊药包，都可以取得很好的效果。

4. 法律书籍。医疗行业受国家政策法规影响很大，所以《中华人民共和国中医药法》《中医医术确有专长人员医师资格考核注册管理暂行办法》《中医诊所备案管理暂行办法》等法律法规，都可以一次性购买两份，一份放诊所，一份放家里，供自己和患者阅读。

5. 巧用创意。在基层，可适当有些创意，比如，贴敷时可以把敷贴剪成五角星或者花朵形状，能提高小患者就诊的配合程度。

6. 注意称谓。诊所负责人，需要有管理思路和运营的思维，类似 CEO 的角色，但还是让他人称自己为某某医生、某某大夫更好。

以上是我个人总结的一些经验，仅供基层医生参考。

本篇结语

　　本章主要是我这几年对基层医生从业资格、成长规划，以及诊所管理和运营的思考。

　　基层医生不仅有被热捧的现在，还会有光明的未来。

　　我相信，基层医生先天和后天形成的能力和精神，定能助于他们在新环境、新浪潮中去应对变化和挑战。

后 记

　　七年多的日子里，我感受到了基层医生的朴实、真诚和坚守，也能感受到他们内心的彷徨与希望。

　　我要感谢这七年与中医药相伴的经历，着实改变了我的人生状态。我更应该感谢基层医生，他们通过自己的踏实工作和默默坚守，他们让广大基层老百姓真正得到帮助，从物质需求和社会价值等方面，为自己的人生给出了个性化答案。这些个性化答案，启迪了我，也鼓舞了我。

　　未来，我还会持续关注基层医生这个群体，关注这个行业，关注这些平凡人的不平凡事迹。诚挚地祝福广大的基层医生们，不论你们在城市还是在乡村，不论你们朱颜绿鬓还是白发苍苍，都祝愿你们的日子越来越好；也祝福中医药在基层发展越来越好，造福更多百姓。

2022 年 8 月 30 日于北京